Mama-Fitness

Hinweise

Das vorliegende Buch wurde sorgfältig erarbeitet. Dennoch erfolgen alle Angaben ohne Gewähr. Weder die Autorin noch der Verlag können für eventuelle Nachteile oder Schäden, die aus den im Buch vorgestellten Informationen resultieren, Haftung übernehmen.

Sollte diese Publikation Links auf Webseiten Dritter enthalten, so übernehmen wir für deren Inhalte keine Haftung, da wir uns diese nicht zu eigen machen, sondern lediglich auf deren Stand zum Zeitpunkt der Erstveröffentlichung verweisen.

Canan Nagl

Mama-Fitness

Freude an Bewegung für dich und dein Kind

MEYER & MEYER VERLAG

Mama-Fitness
Bibliografische Information der Deutschen Nationalbibliothek
Die Deutsche Nationalbibliothek verzeichnet diese Publikation in der Deutschen Nationalbibliografie; detaillierte bibliografische Details sind im Internet über <http://dnb.d-nb.de> abrufbar.

Auckland, Beirut, Dubai, Hägendorf, Hongkong, Indianapolis, Kairo, Kapstadt,

Manila, Maidenhead, Neu-Delhi, Singapur, Sydney, Teheran, Wien

Member of the World Sport Publishers' Association (WSPA)

Gesamtherstellung: Print Consult GmbH, München

MIX
Paper from responsible sources
FSC® C084279

ISBN 978-3-8403-7753-2
E-Mail: verlag@m-m-sports.com
www.dersportverlag.de

Inhalt

Persönliches Vorwort

An dieser Stelle möchte ich dich ermutigen, deinen eigenen Weg zu gehen. Als Frau und als Mutter.

Du hast es in der Hand, das Leben zu leben, das du dir für dich und deine Familie wünschst.

Lege einfach los. Hier und heute, denn du hast alles in dir.

In Verbundenheit

Deine Canan

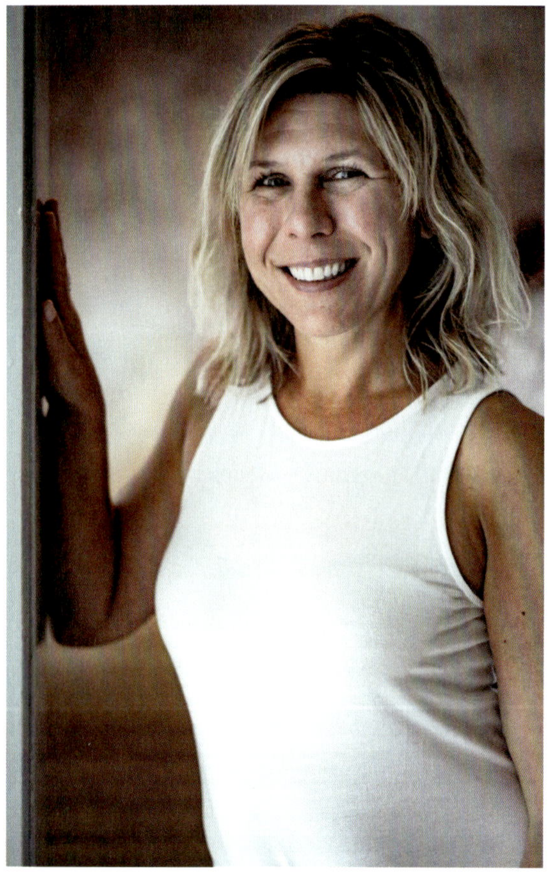

Einleitung

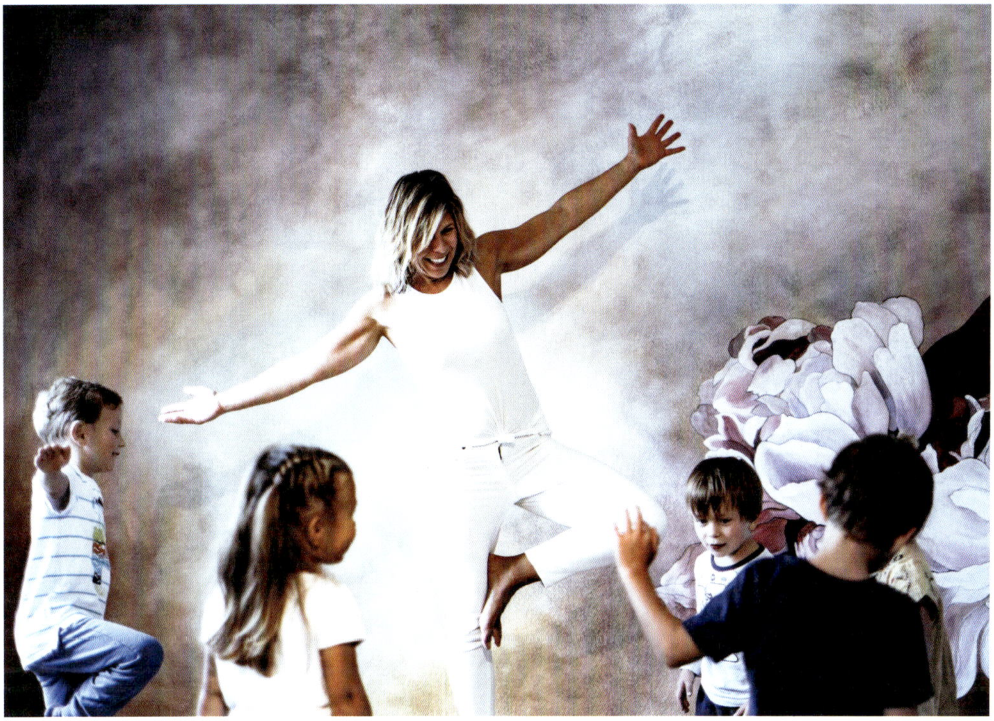

Ich kann mich noch sehr gut daran erinnern, wie es sich angefühlt hat, als ich Mama geworden bin. Ich war oftmals müde und erschöpft. Gleichzeitig hatte ich das Bedürfnis, etwas für mich und meinen Körper zu tun.

Dieser Impuls hat mich motiviert, mein Trainingskonzept Mamafreude Fitness® zu entwickeln. Ich wollte mich moderat bewegen, meine Muskeln kräftigen, meine Ausdauer verbessern, meinen Körper wieder wahrnehmen, meinen Kopf frei bekommen und vor allem – meine Kinder um mich haben.

Dieses Buch ist von meiner Geschichte als Frau und Mama geprägt. Verständnis und Geduld für den eigenen Körper, Wertschätzung, Zeit und Freude an Bewegung sind entscheidende Bausteine zu Wohlbefinden und innerem Gleichgewicht.

Es wird uns Mamas viel abverlangt und immer mehr erwartet. Das Bild der perfekten Mutter ist überall präsent. Glücklich, topfit, gestylt, mit einem blitzsauberen und gemütlichen Zuhause. Unrealistische Schönheitsideale von flachen Bäuchen nach der Geburt sind Alltag in den sozialen Medien und werden von der Gesellschaft als normal betrachtet.

Wir Mütter leisten Unglaubliches. Jeden Tag. Es spielt keine Rolle, wie alt unsere Kinder sind. Das Band zwischen Mutter und Kind bleibt ein Leben lang bestehen. Ich habe dieses Buch für dich, für uns Mütter, geschrieben. Es ist meine absolute Herzensangelegenheit, dass Frauen wieder mehr auf ihre Intuition vertrauen, ihre Bedürfnisse und ihren Körper wahrnehmen.

Die Geburt eines Kindes verändert das Leben einer Frau und stellt den vertrauten Alltag gehörig auf den Kopf. Das Gefühl des „Sich-Neufindens" wird zur täglichen Herausforderung. Mama zu sein, ist eine große Aufgabe. Kinder verlangen sehr viel Zuwendung und müssen versorgt werden.

Ständig gebraucht zu werden und die eigenen Bedürfnisse hinten anzustellen, sind Gefühle, die erst wachsen müssen. Erschöpfung und Überforderung hat wohl jede Mama schon einmal gespürt. Darum ist es ganz besonders wichtig, dass du DICH nicht vergisst. Verliere dich nicht. Du bist der Motor der Familie.

Vielleicht fragst du dich, wie du in deinem Familienalltag, bei all dem Stress, auch noch Zeit für Sport und Bewegung finden sollst. Die Zeit reicht doch jetzt schon hinten und vorne nicht.

Aber du wirst sehen, wenn du etwas für dich tust, gehst du mit neuer Kraft und Energie in die Beziehung zu deiner Familie. Du bist es wert, dass du dir Zeit für dich und deine Bedürfnisse nimmst. Ganz ohne schlechtes Gewissen.

Ich möchte dir einen Weg zeigen, um in Bewegung zu bleiben und etwas für dich zu tun.

Meine Übungen und Ideen sollen dir Spaß machen, dir deinen Mamaalltag erleichtern und deine körperliche und mentale Kompetenz stärken. Für dich genauso wie für dich und dein Kind.

Mir ist es besonders wichtig, dir Übungen und kurze Übungsabfolgen zu zeigen, die du in deinen Mamaalltag einbauen kannst. Nimm dir das, was du gerade brauchst. Ob du dich auspowern möchtest, eine Wohlfühleinheit benötigst oder die Ruhe suchst.

Entdecke deine eigene Balance zwischen Bewegung und Entspannung – für dich als Frau und Mama.

Deine Canan

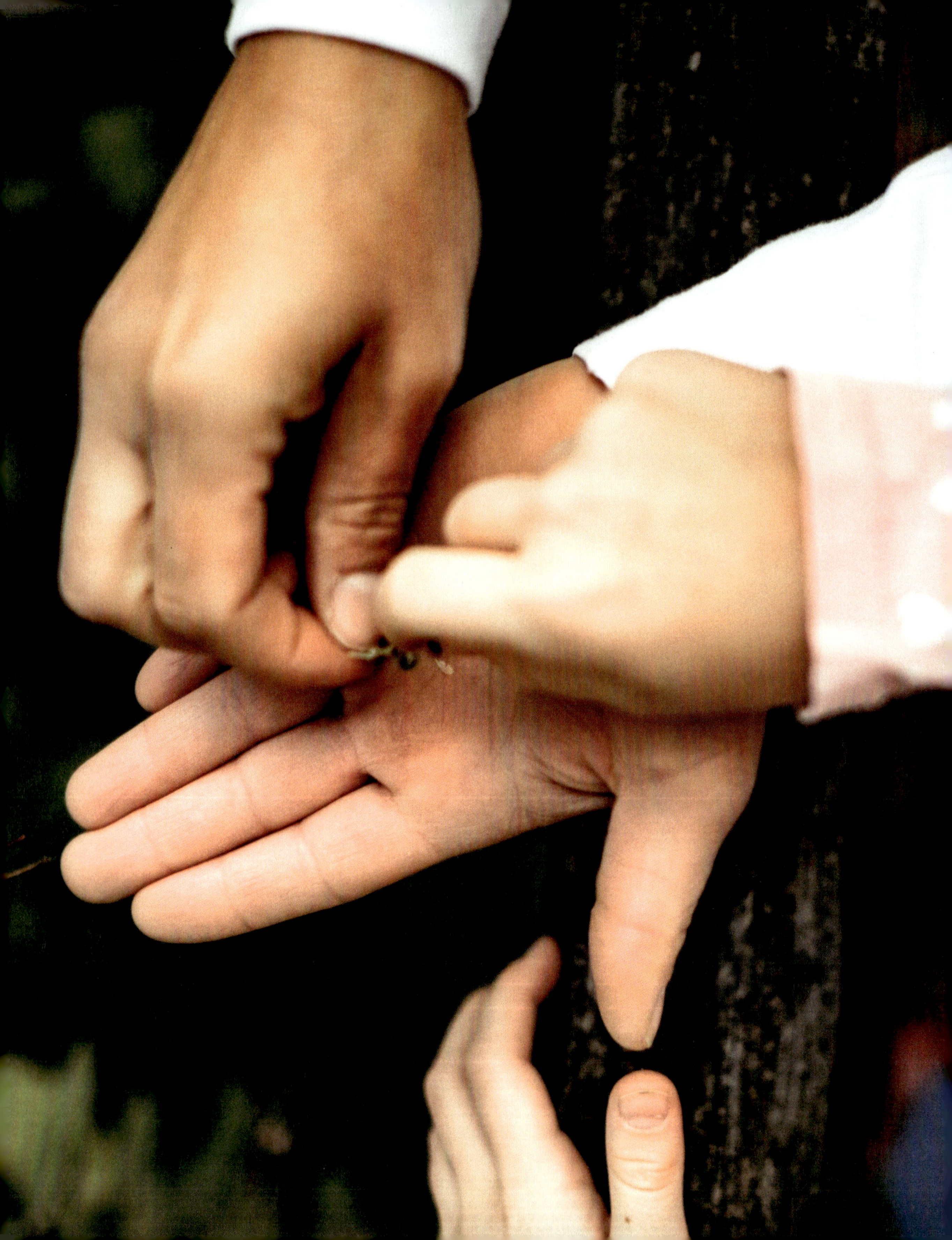

Kapitel 1: Mama sein

Kapitel 1: Mama sein

1.1 Atmung

Vielleicht fragst du dich jetzt, was ist schon besonders an meiner Atmung. Das macht mein Körper doch ganz automatisch.

Wenn wir atmen, bewegen wir das Zwerchfell – den Muskel, der mit den Bauchmuskeln, dem Beckenboden und dem Rücken in direkter Verbindung steht.

Beim Einatmen senkt sich das Zwerchfell so, dass die Bauchorgane nach unten gedrückt werden. Der Beckenboden dehnt sich dadurch aus und senkt sich nach unten. Beim Ausatmen hebt sich das Zwerchfell wieder, die Beckenbodenmuskulatur zieht sich zusammen und der Beckenboden steigt nach oben. Ohne das Zusammenspiel von Atmung und der Bewegung des Zwerchfells könnte sich der Beckenboden nicht kraftvoll zusammenziehen und wieder ausreichend entspannen.

Während der Schwangerschaft ist das Zwerchfell, bedingt durch die körperliche Veränderung, in seiner Funktion eingeschränkt. Durch den immer größer werdenden Bauch kann sich das Zwerchfell nicht mehr voll in seiner Einatembewegung entfalten und das führt zu einer „flachen" Atmung.

Mit der Geburt deines Babys verschwindet nun alles, was sich innerhalb der letzten neun Monate Platz geschaffen hat. Zwar sind die Bauchdecke und der Beckenboden noch stark gedehnt, aber bewusstes Atmen und Bewegung kann das Gleichgewicht wiederherstellen, was für dein Zwerchfell wichtig ist Und so kannst du auch das Gefühl des „flachen" Atmens beheben und deine innere Kraft wiederherstellen.

Die Integration des Atmens in meine Übungen ist also viel mehr als nur ein netter Zusatz. Du kannst es als essenzielles Training der Muskulatur betrachten, denn Atmen steht in direkter Verbindung zu Beckenboden und Zwerchfell.

Es gibt verschiedene Atemtechniken. Einige Impulse zeige ich dir in Kap. 10. Für deinen Alltag und das Training kannst du dir diesen einfachen Grundsatz merken:

Einatmen durch die Nase - dein Beckenboden **e**ntspannt sich.

Ausatmen durch den Mund - dein Beckenboden spannt sich **a**n.

Wenn du dich entspannst und loslässt, atme tief durch die Nase ein – tanke frische Energie.

Wenn du dich anstrengst, atme durch den Mund aus. Durch das bewusste Ausatmen durch den Mund spannt sich dein Beckenboden an und du kannst ihn vor Überlastung schützen.

1.2 Deine stabile Mitte – Beckenboden, Rücken und Bauchmuskulatur

Beckenboden, Bauch und Rückenmuskeln arbeiten eng zusammen und können nicht gut ohne einander funktionieren.

Für Frauen ist es daher besonders wichtig, dass sie nach der Geburt großes Augenmerk auf eine ganzheitliche Rückbildung und Regeneration legen. Hat deine Körpermitte wieder eine gewisse Festigkeit, steht einem moderaten und bedürfnisorientierten Training nichts entgegen.

Das bedeutet: Lasse es langsam angehen.

Der Beckenboden ist ein dreischichtiger Muskel, der durch Schwangerschaft und Geburt stark gedehnt wurde. Dein Körper benötigt Zeit, um diese Muskelschichten wieder zu kräftigen und zu stärken.

Joggen sollte im ersten Lebensjahr deines Kindes daher nicht der Sport deiner Wahl sein. Deine Beckenbodenmuskulatur ist noch weich und Joggen kann zur Überlastung deines Beckenbodens und somit langfristig zu Problemen (z. B. Inkontinenz) führen.

Oftmals sind Frauen unsicher, wann und mit welchem Sport sie nach der Geburt wieder starten dürfen. Die Übungen, die ich dir vorstelle, sind in der Regel für dich geeignet, wenn du deine Körpermitte durch Rückbildungsgymnastik regeneriert und stabilisiert hast.

Ich möchte an dieser Stelle das Thema Bauchmuskeltraining und Rektusdiastase aufgreifen, da ich in meinen Kursen oft darauf angesprochen werde.

Um dem wachsenden Bauch Platz zu machen, weichen die geraden Bauchmuskeln ab dem fünften Schwangerschaftsmonat auseinander. Eine physiologische Rektusdiastase in Zusammenhang mit Schwangerschaft und Geburt ist somit etwas völlig Normales. Die Rektusdiastase bildet sich in der Regel einige Monate nach der Geburt zurück. Natürlich ist dieser Prozess von vielen Faktoren, wie Stillen, Veranlagung oder Belastung im Alltag, abhängig.

Wenn deine geraden Bauchmuskeln nach der Geburt noch auseinanderstehen (Rektusdiastase), vermeide bitte Übungen wie Crunches, Klappmesser und Situps. Diese Übungen können sich kontraproduktiv auf das Zusammenziehen und somit auf die Rückbildung der geraden Bauchmuskeln auswirken.

Bevor du mit Bauchmuskeltraining beginnst, mache am besten den Rektusdiastase-Selbsttest, um sicher zu sein, welche Übungen für dich geeignet sind. Besonders für uns Mamas ist es wichtig, sich mit der Körperwahrnehmung und dem Körperbewusstsein auseinanderzusetzen, um die eigenen Grenzen wahrzunehmen und bedürfnisorientiert zu trainieren.

Selbsttest

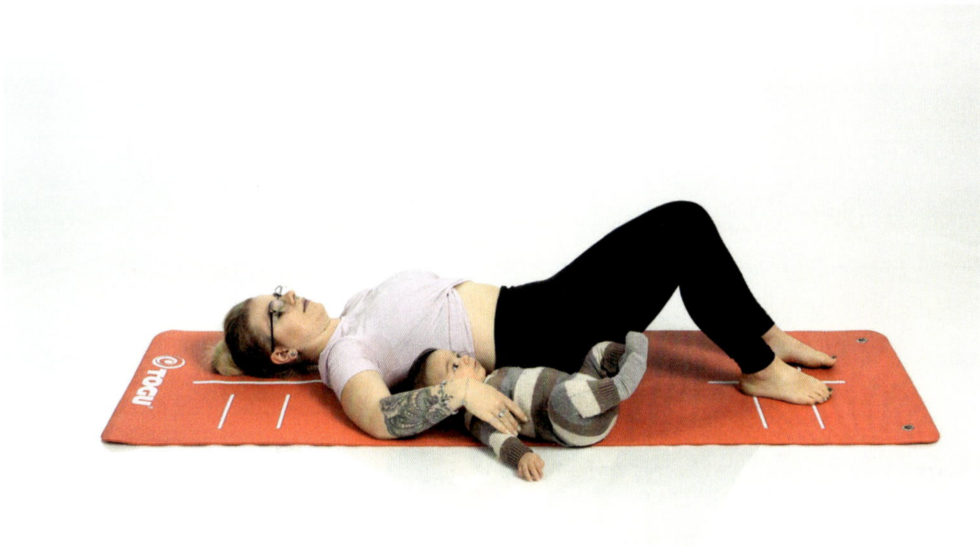

Ausgangsposition:

Lege dich in Rückenlage auf deine Matte. Stelle deine Füße mit gebeugten Beinen auf.

Übungsbeschreibung:

Hebe nun deinen Kopf und den oberen Rücken von der Matte ab. Wandere mit deinen Fingerkuppen an der Mittellinie deines Bauchs entlang. Drücke deine Fingerkuppen sanft in die Mittellinie, um den Spalt deiner geraden Bauchmuskeln zu erspüren. Wandere vom Bauchnabel langsam nach oben und wieder nach unten. Um den Bauchnabel herum ist der Spalt in der Regel am größten.

Ist der Spalt in der Mittellinie deines Bauchs breiter als 1-2 Finger, solltest du aktuell noch auf Situps und Crunches für die geraden und seitlichen Bauchmuskeln verzichten. Ist der Spalt weniger als einen Finger breit, hat sich die Rektusdiastase wieder geschlossen und du kannst auch mit intensiveren Bauchmuskelübungen und dem „Bauch-Bootcamp" starten.

Wenn du dir unsicher bist, besprich das Thema Rektusdiastase bitte mit deiner Hebamme, deinem Arzt oder einem Physiotherapeuten. Lasse dich beraten und unterstützen.

Leider bewegen wir uns immer weniger im Alltag und das führt dazu, dass die geraden Bauchmuskeln sich verkürzen. Das hat zur Folge, dass wir immer krummer werden und unser Rücken an Kraft verliert. Rückenschmerzen und Schonhaltungen können die Folge sein.

Bringen wir also wieder mehr Bewegung in unser Leben. Und das ganz ohne Überlastung. Wir können unsere Tage aktiver gestalten. Überlege, was du in deinem Mamaalltag verändern kannst. Kannst du zum Kindergarten laufen oder mit dem Fahrrad fahren, anstatt das Auto zu nehmen? Treppensteigen statt mit dem Aufzug zu fahren? Mit der Familie einen Spaziergang durch den Wald machen oder mit einer Freundin walken gehen?

Jede Veränderung zählt und bringt dir mehr Lebensqualität und Wohlbefinden in deinen Alltag.

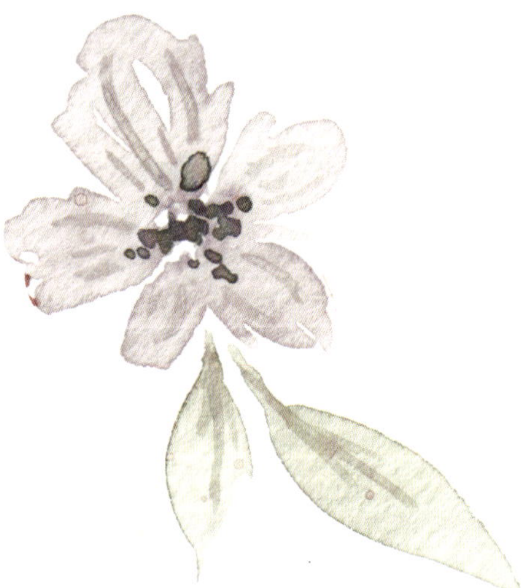

1.3 Stress raus

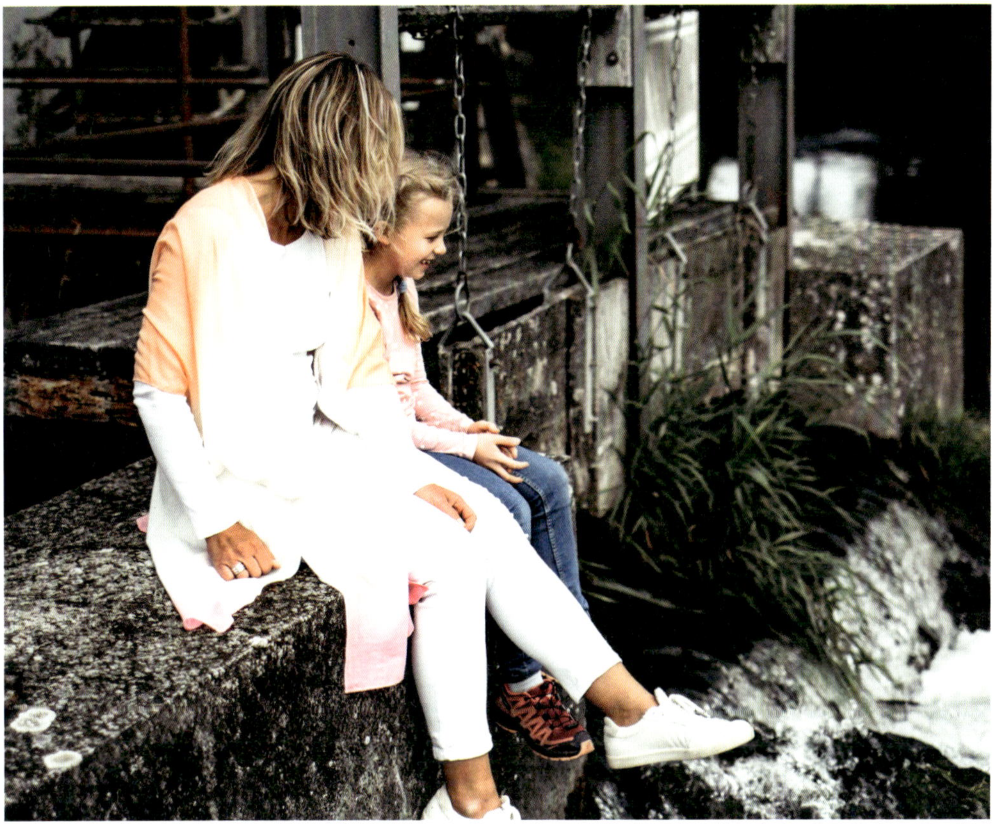

Stress ist ein Fluchtmechanismus aus der Steinzeit. Ganz verbannen können wir ihn nicht, aber ich möchte dir Möglichkeiten aufzeigen, wie dein Mamaalltag stressfreier werden kann.

> Schalte dein Handy am Abend aus und lege es an einen Platz, an dem du es nicht siehst. Am besten weit weg von deinem Bett.

Denn hier gilt: „Aus den Augen, aus dem Sinn." Liegt das Handy in unserem Blickfeld, verleitet das uns dazu, nur kurz zu schauen, was so los ist in den sozialen Medien.

Am Morgen kommst du gar nicht erst in Versuchung, auf dein Handy zu schauen. Schalte dein Handy erst am Vormittag wieder ein, wenn du das Gefühl hast, du hast das erledigt, was du tun wolltest. Tatsächlich sind ständige Erreichbarkeit und „Onlinesein" wahre Zeitfresser und Stressverursacher.

> Schreibe dir am Abend eine To-do-Liste für den nächsten Tag und streiche durch, was du erledigt hast. So hast du bildlich vor Augen, was du schon alles geschafft hat. Das nimmt Druck raus.

Fünf Minuten

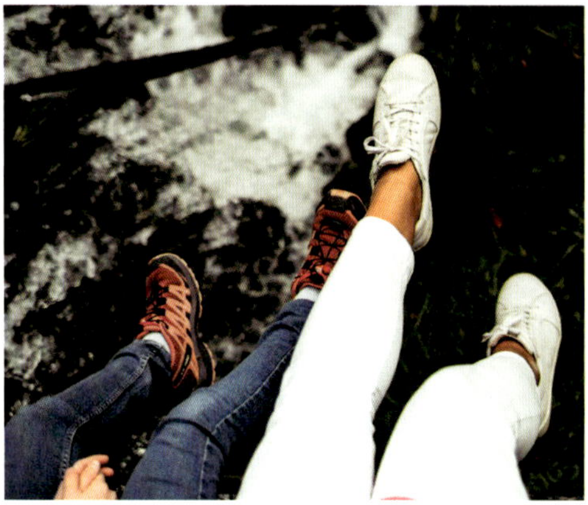

Gönne dir zwischendurch eine kleine Pause zum Durchatmen. Am besten ohne Handy, dafür mit einer Tasse Tee und deinem Lieblingslied. Schließe deine Augen und lasse sämtliche Gedanken in diesen fünf Minuten an dir vorbeiziehen und bleibe ganz bei dir.

Organisation

Natürlich haben wir alle nur 24 Stunden, aber wir können uns Zeitfenster schaffen.

Strukturiere deinen Alltag und baue feste Rituale ein. Wir Mamas verbringen tatsächlich sehr viel Zeit mit Suchen. Irgendetwas fehlt immer. Autoschlüssel, Handy, Geldbeutel sollten einen festen Platz in deinem Zuhause haben. Das spart ungemein Zeit und vermindert Stress. Meistens fehlen die wichtigen Dinge, wenn man gerade auf dem Sprung ist. (Dieser grandiose Tipp stammt übrigens von meinem Mann. Ja, er hat ja recht. Ich arbeite daran.)

Plane zudem mehr Zeit ein. Viel mehr Zeit. Je größer dein Zeitpuffer ist, desto weniger Stress hast du, wenn etwas mal nicht nach Plan läuft. Und das tut es doch irgendwie immer.

Ich werde oft gefragt, wie ich meinen Alltag organisiere. Wie ich meine Sportkurse, die Praxis, meine Projekte, meine Familie und Zeit für mich unter einen Hut bekomme.

Meine Planung ist kein Geheimnis und eigentlich ganz simpel.

Ich fahre sehr selten zum Einkaufen.

Einkaufen mit kleinen Kindern ist nicht nur ein Zeitfresser, sondern kostet auch wahnsinnig viel Kraft und Energie. Danach bleibt oft kein Elan mehr für Bewegung.

Als ich erkannt habe, wie viel kostbare Zeit ich in diversen Geschäften verbringe, habe ich beschlossen: Das kann weg!

Ich lasse mir jede Woche meinen Grundeinkauf mit Gemüse, Obst, Milch, Müsli, Butter, Joghurt etc. von einem regionalen Biobauernhof vom „Gemüse Peter" liefern. Den Rest besorge ich im örtlichen Hofladen und Supermarkt. Das spart mir viele Stunden in der Woche. Diese wertvolle Zeit investiere ich lieber in mich und meine Familie.

Wenn du das Gefühl hast, dass das Einkaufen dich stresst und viel zu viel deiner kostbaren Zeit in Anspruch nimmt, schaue, ob es in deiner Region ein ähnliches Angebot mit Lieferservice oder Hofladen gibt.

Es lohnt sich!

1.4 Selbstfürsorge

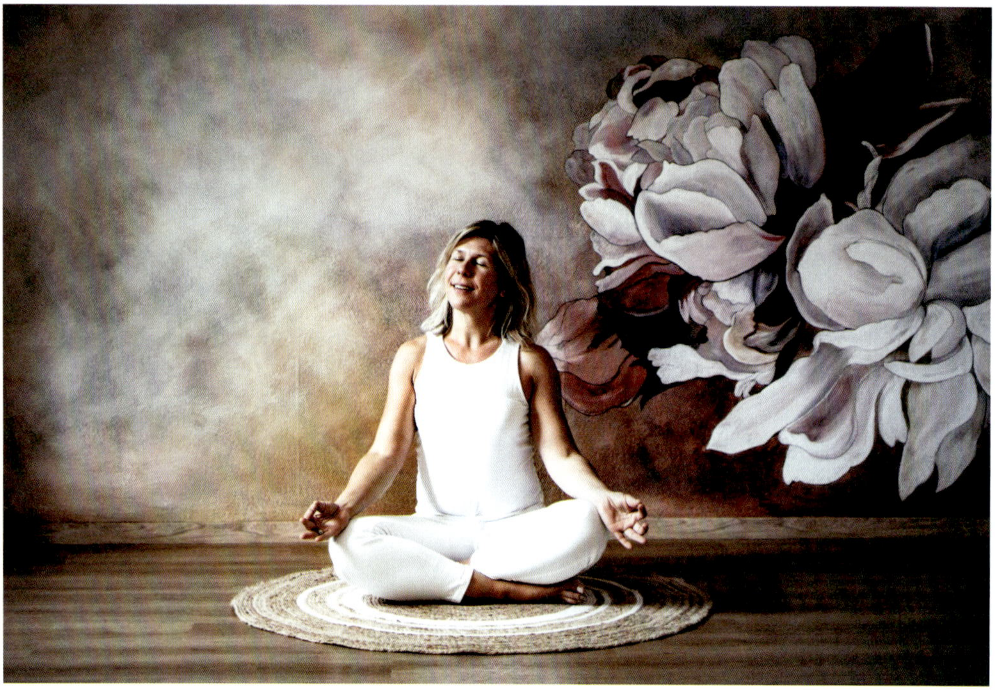

Achtest du auf deine Bedürfnisse?

Sagst du zu oft JA, obwohl du eigentlich NEIN meinst?

Selbstfürsorge ist keine Modeerscheinung und hat auch nichts mit Egoismus zu tun.

Es ist dein inneres Gleichgewicht, das in deinem Alltag dafür sorgt, dass du regelmäßig aufladen kannst. Schenke deinen Bedürfnissen Raum, um täglich neue Energie zu tanken.

Was tut dir gut, um Ausgleich zu finden?

Sport, Yoga, malen, nähen, lesen? Nimm dir Zeit für dich und sage NEIN zu Dingen, die du nicht brauchst und willst.

1.5 Vom Loslassen und Losgehen

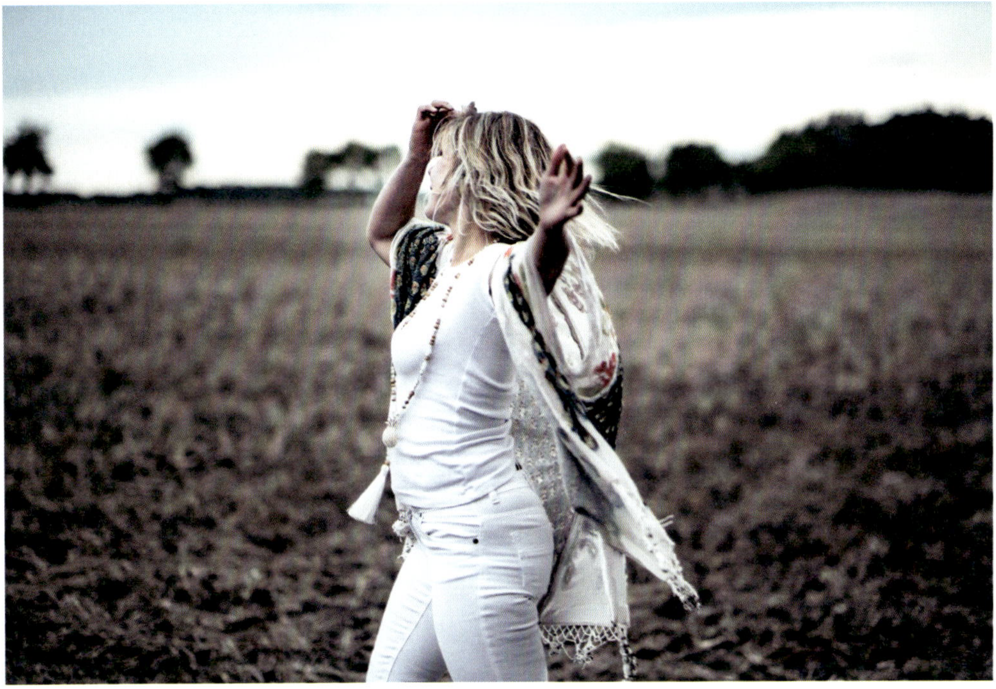

Bevor meine Kinder auf die Welt kamen, habe ich Sport mit den Gedanken Leistung und schlank bleiben verbunden.

Hauptsächlich standen fett- und kohlenhydratarme Lebensmittel auf meinem Speiseplan. Ich war täglich joggen und bin Halbmarathon gelaufen. Ich hatte immer ein Ziel und die Zeit im Blick. Wie weit, wie lang, wie schnell? Ich bin durch den Englischen Garten gerannt, ohne einen Blick nach links oder rechts zu verschwenden.

Heute, viele Jahre später, weiß ich, dass diese Einstellung nicht mehr zu mir als Frau und Mutter passt.

Obwohl ich damals sehr strikt auf meine Ernährung geachtet und viel Sport gemacht habe, war ich nicht viel schlanker als heute. All der Verzicht und die Mühe haben sich nicht gelohnt.

Durch die Geburt meiner Kinder bin ich lockerer und entspannter geworden. Ich habe Frieden mit meinem Körper geschlossen. Ich mache Sport und bewege mich aus Kinderaugen, mit einem offenen Herzen. Ich spüre meinen Körper und habe ein gutes Gefühl, zu atmen, zu hören und mich bewusst zu bewegen.

Natürlich gibt es Tage, an denen meine Hose spannt und ich weiß, dass es nicht daran liegt, dass ich sie zu heiß gewaschen haben. Das ist okay für mich. Ich mag mich trotzdem. Dann packe ich die Gummibärchen und Chips in den Keller und starte wieder durch.

Ich habe das Gehen für mich entdeckt. Ohne Schrittzähler, ohne Nordic-Walking-Stöcke, ohne Musik und ohne zu joggen. Ich lasse das Auto, so oft es geht, stehen und gehe einfach los. Gehen hilft mir, um abzuschalten und zur Ruhe zu kommen.

Ich fahre mit meiner Familie gerne in die Berge und gehe dort spazieren. Ohne festes Ziel, ohne Zeitdruck. Wir genießen die Natur. Wenn wir einen Bach entdecken, ziehen wir die Schuhe aus und laufen durchs Wasser. Finden wir einen Baumstamm, balancieren wir darüber. Sehen wir einen Felsen, klettern wir darauf. Wird es dunkel, schalten wir die Stirnlampen an. Ich bin neugierig und will alles mit meinen Kindern entdecken. Das Gehen fördert die Kreativität und die Sinne.

Und deshalb: Erkunde deine Umgebung! Die Natur, deinen Stadtpark, Wald und Wiesen. Es spielt keine Rolle, wo du wohnst, es gibt immer etwas zu entdecken in der freien Natur. Und das Schönste daran ist, gehen kannst du von Anfang an. Mit deinem Baby im Tragetuch oder im Kinderwagen. Wenn dein Kind älter ist, könnt ihr gemeinsam laufen, denn der Weg ist euer Ziel.

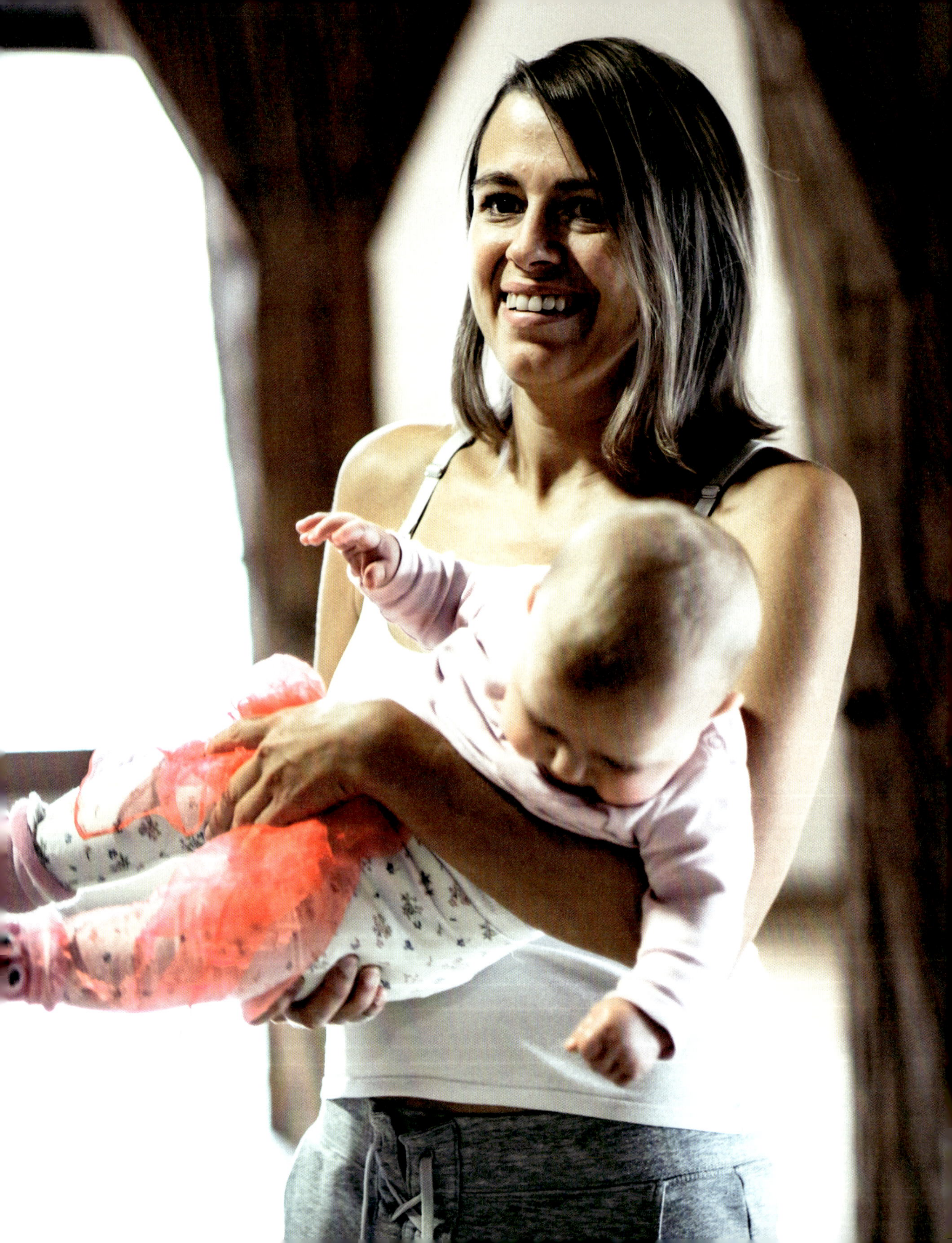

Kapitel 2: Alltagsübungen

Kapitel 2: Alltagsübungen

Die folgenden Übungen sind fester Bestandteil meiner Kurse „Rückbildung/Neufindung mit Baby", da sie ohne großen Aufwand durchgeführt werden können und deinen Beckenboden, deinen Rücken und die Bauchmuskulatur stärken. Auch wenn dein Kind schon älter ist, helfen dir diese Übungen täglich, etwas für dein Wohlbefinden und deinen Beckenboden zu tun.

2.1 Beckenbodenfreundliches Aufstehen aus dem Bett

Schon vor dem ersten Kaffee kannst du deinem Beckenboden am Morgen etwas Gutes tun.

Ausgangsposition:

Du liegst im Bett in der Rückenlage.

Übungsbeschreibung:

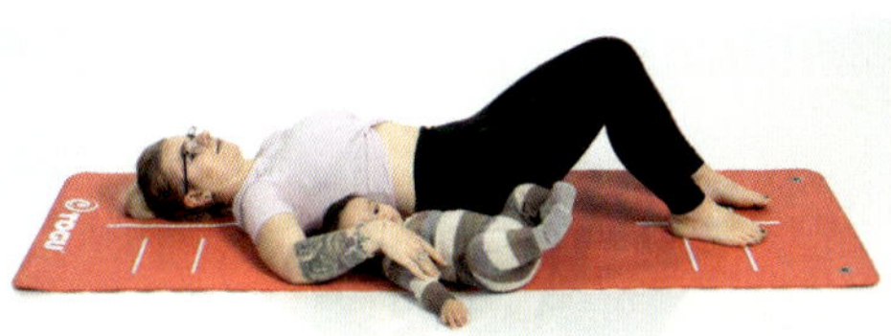

Stelle deine Beine auf und drehe dich mit gebeugten Beinen über die Seite. Steige in dieser Position aus dem Bett heraus.

Abruptes, schwungvolles Hochkommen nach vorne belastet deinen Beckenboden, da das ganze Gewicht deiner Bauchorgane gegen die weit geöffnete und weiche Beckenbodenmuskulatur drückt.

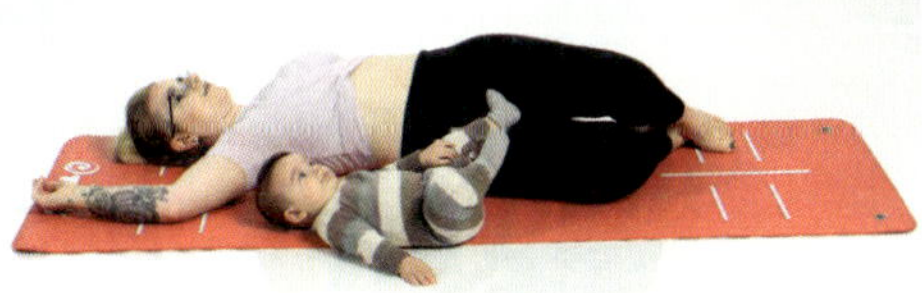

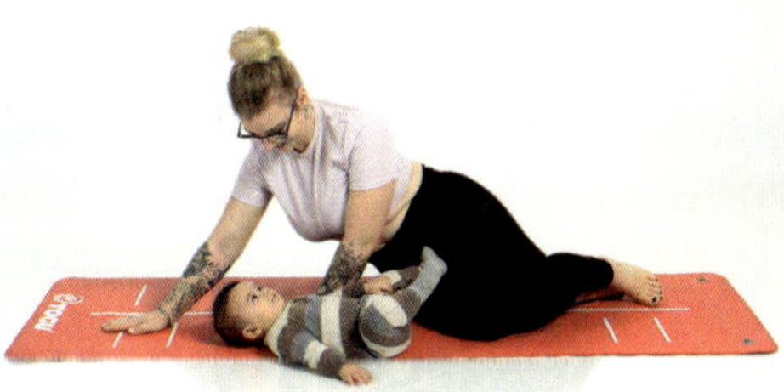

2.2 Hochnehmen und Hinlegen deines Kindes

Jeden Tag nimmst du dein Kind unzählige Male auf den Arm und legst es wieder hin. Auch hier kannst du dir dauerhaft deinen Alltag erleichtern, wenn du körperschonend vorgehst.

Ausgangsposition:

Liegt dein Kind auf einer Decke auf dem Boden und du möchtest es hochnehmen, gehe in die Schrittstellung nach unten.

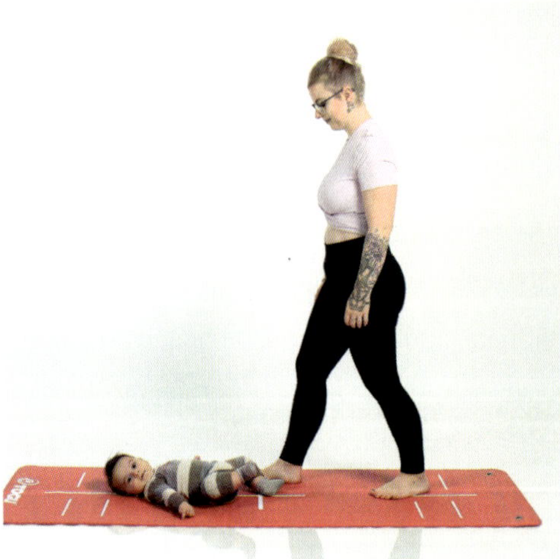

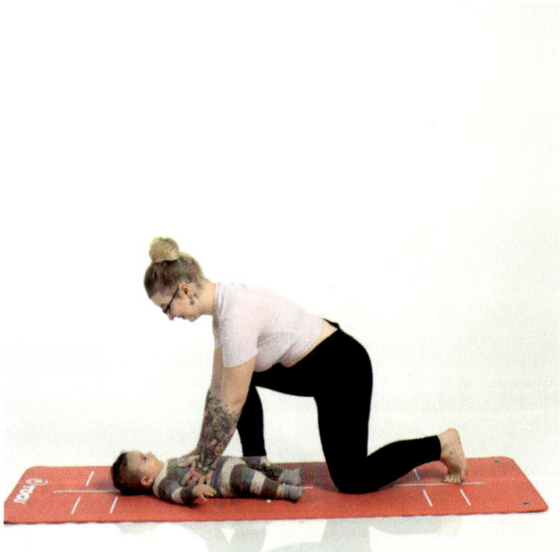

Übungsbeschreibung:

Nimm dein Kind auf, drücke es sanft an deine Brust. Dein Rücken ist aufrecht, deine Schultern sind entspannt. Atme durch den Mund aus und schiebe dich mit der Kraft des Fußballens deines hinteren Beins wieder nach oben.

Möchtest du dein Kind hinlegen, gehst du ebenfalls in die Schrittstellung. Drücke dein Kind beim Tiefgehen sanft an dich und lege es achtsam, zuerst mit den Füßen, über die Seite auf den Rücken ab.

Am Anfang wird dir es umständlich vorkommen, aber du wirst sehen, nach ein paar Mal ist es Routine.

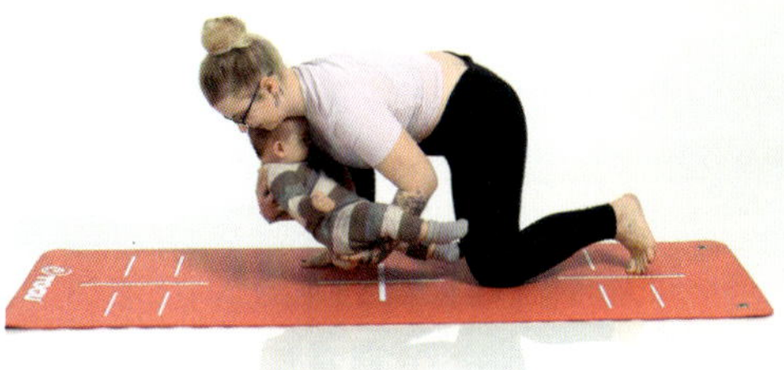

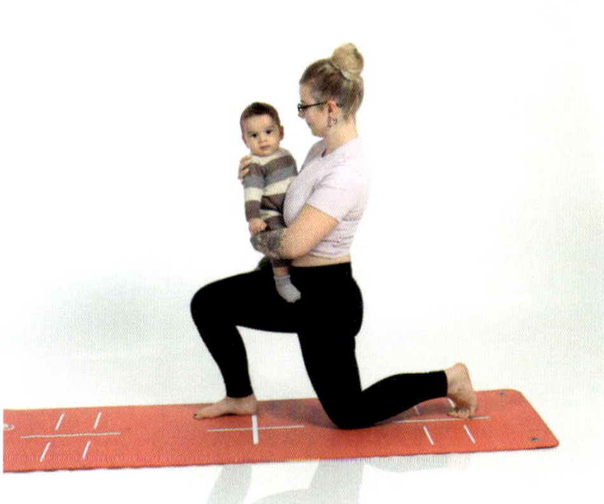

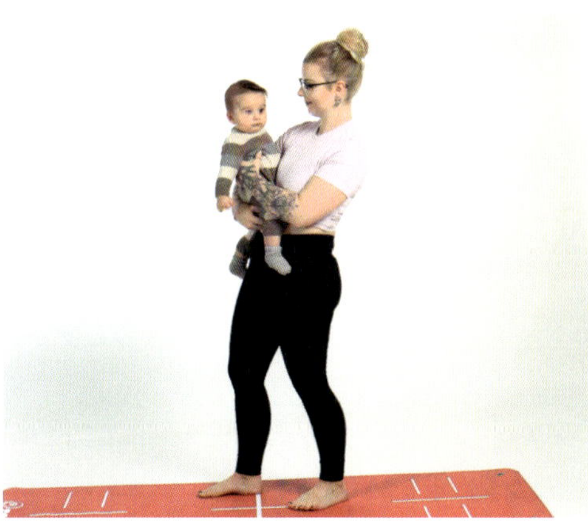

2.3 Wahrnehmung

Wann hast du das letzte Mal deinen Körper ganz bewusst gespürt und wahrgenommen? Wir Mamas funktionieren im Alltag ohne Wenn und Aber. Allerdings sind wir am Abend oft erschöpft, müde und fühlen uns ausgelaugt.

Ausgangsposition:

Spüre immer wieder in dich hinein und frage dich: „Tut mir das gut?"

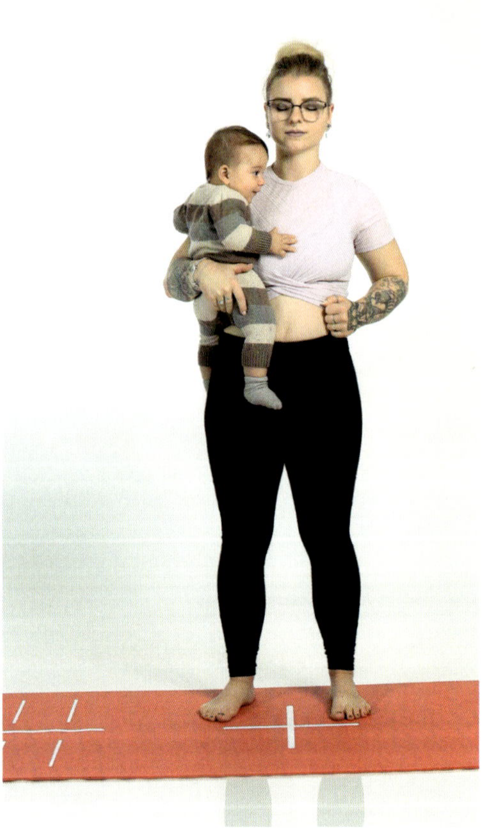

Übungsbeschreibung:

Rolle deine Schultern nach hinten und vorne. Klopfe ganz sanft dein Becken, deine Arme und Beine mit deinen Fäusten ab. Strecke dich lang nach oben. Kreise deine Hüfte – im Uhrzeigersinn und entgegengesetzt.

Stütze deine Hände in die Taille und nimm bewusst deine Daumen nach vorne. Komme so aus dem runden Rücken heraus in eine aufrechte Haltung. All diese Kleinigkeiten können dir helfen, deine Wahrnehmung zu verbessern. Probiere es aus.

Wenn du merkst, das tut dir gut, lasse dir am Abend von deinem Partner den Rücken mit einem Igelball massieren.

2.4 Balancieren

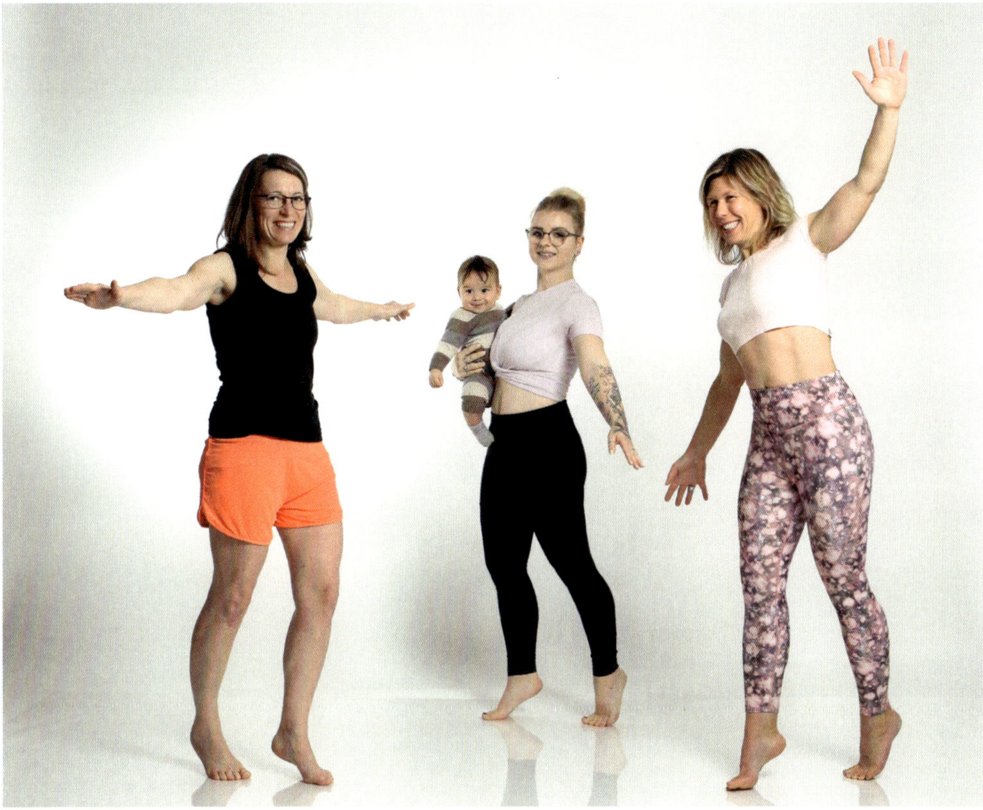

Auf den Fußballen zu laufen oder zu balancieren, eignet sich hervorragend, um deinen Beckenboden im Alltag zu stärken. Es spielt keine Rolle, wo dies geschieht. Ob im Wald auf einem Baumstamm, in deinem Wohnzimmer auf der Teppichkante oder in deiner Küche auf den Fliesenfugen.

Übungsbeschreibung:

Komme auf deine Fußspitzen nach oben und balanciere. Schaue nach vorne.

Dein Rücken ist aufrecht und deine Schultern sind entspannt. Lasse deinen Atem fließen.

2.5 Zähneputzen

Ausgangsposition:

Hast du Lust auf eine vitalisierende Balanceübung? Dann putze deine Zähne doch mal in der Baum-Pose.

Übungsbeschreibung:

Nimm am Morgen dein rechtes Bein als Standbein. Deine linke Fußsohle stellst du am rechten Oberschenkel oberhalb des Knies ab (das Knie bitte freilassen, um es nicht unnötig zu belasten). Dein Rücken ist aufrecht, deine Schultern sind entspannt. In dieser Position kannst du deine Zähne wie gewohnt putzen und gleichzeitig deinen Beckenboden trainieren.

Am Abend stellst du dich auf dein linkes Bein und stellst die rechte Fußsohle an deinem linken Oberschenkel ab.

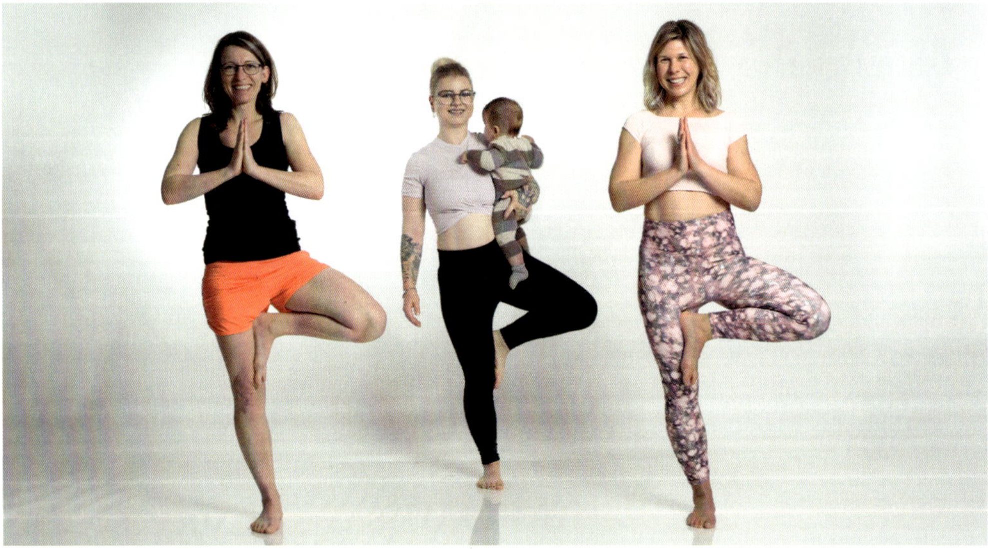

Diese Übung kannst du auch mit deiner Familie im Badezimmer machen. Eine Wackelpartie mit viel Spaß ist hier vorprogrammiert.

2.6 Laufmeditation

Ausgangsposition:

Für diese Übung kannst du gerne dein Kind auf den Arm nehmen, um eure Bindung zu stärken. Du kannst diese Übung bei dir zu Hause oder in der freien Natur machen. Besonders intensiv ist die Laufmeditation, wenn du barfuß gehst.

Werde ganz ruhig und schließe für einen Moment deine Augen.

Übungsbeschreibung:

Beim nächsten Ausatmen durch den Mund gehst du. Nimm so viele Schritte, bis dein Atem ganz aus deiner Lunge ausgeströmt ist. Beim Einatmen durch die Nase bleibst du stehen. Atme tief und ganz bewusst.

Ausatmen, gehen – einatmen, bleibe stehen.

Laufe so lange, bist du den Flow spürst.

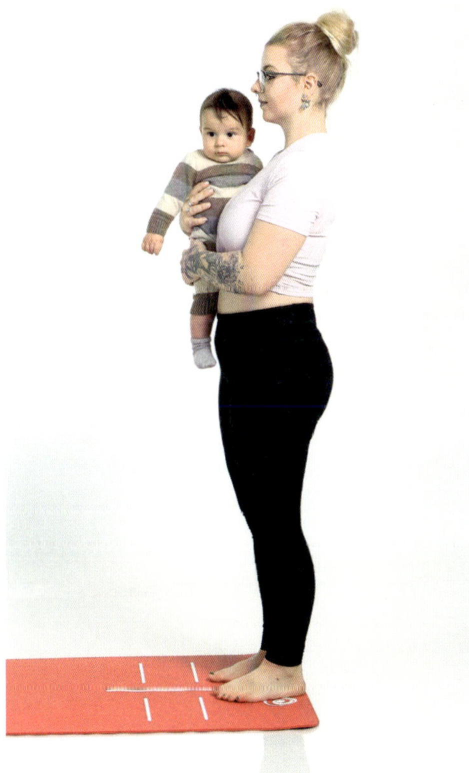

2.7 Spitzentanz

Mein absoluter Favorit – denn diese Übung ist tatsächlich überall machbar, ob zu Hause beim Zähneputzen, beim Staubsaugen oder an der Supermarktkasse, auf dem Spielplatz und in der U-Bahn.

Ausgangsposition:

Stelle dich aufrecht hin und entspanne deine Schultern.

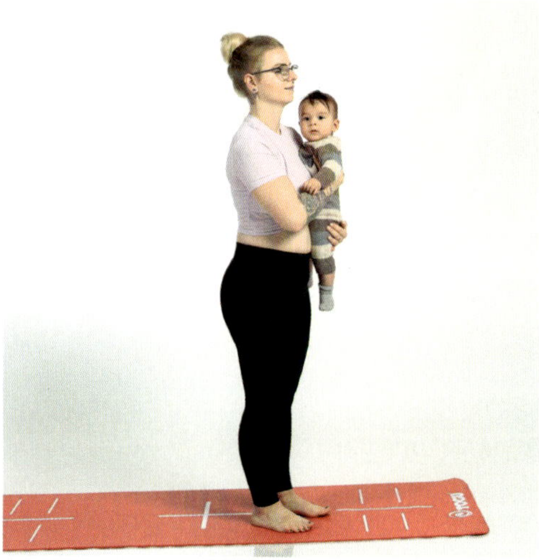

Übungsbeschreibung:

Du schiebst dich beim Ausatmen durch den Mund nach oben auf deine Fußballen. Atme ein, senke dich auf den ganzen Fuß wieder ab.

Atme ganz ruhig und gleichmäßig – einatmen durch die Nase, ausatmen durch den Mund.

Diese einfache Alltagsbewegung ist wunderbar effizient. Du kräftigst die Muskulatur deines Beckenbodens, deine Haltung verbessert sich und deine Füße werden gekräftigt.

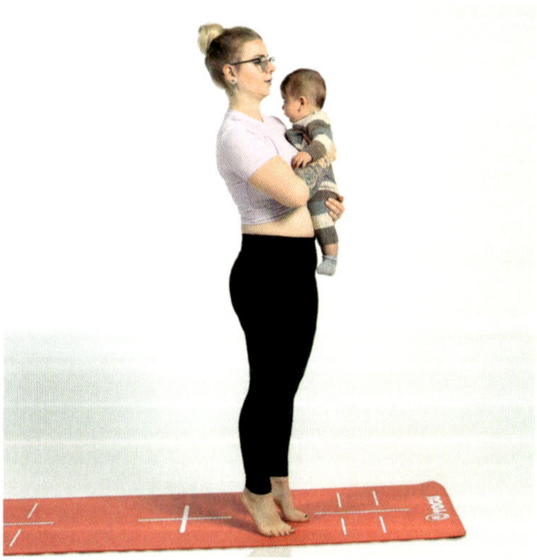

2.8 Chou-Chou-Eisenbahn

Bewegung soll Spaß machen. Et voilà – hier kommt die passende Übung dazu, die ordentlich Endorphine ausschüttet und dich zum Schwitzen bringt.

Ausgangsposition:

Komme auf dem Boden zum Sitzen. Strecke deine Beine lang nach vorne. Nimm dein Kind doch auf den Schoß, wenn es mitmachen möchte. Dein Rücken ist aufrecht und deine Schultern sind entspannt.

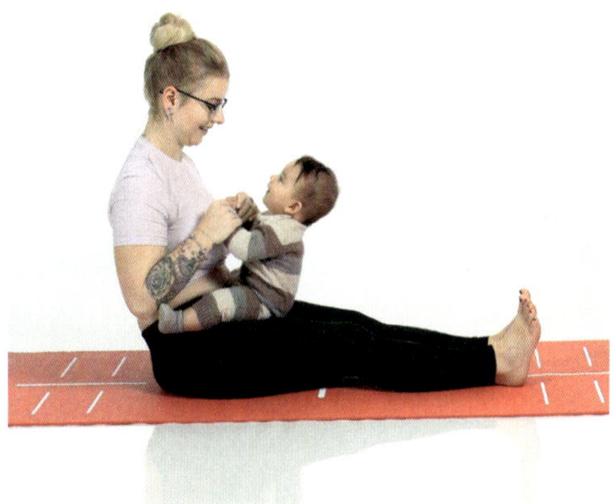

Übungsbeschreibung:

Stelle dir vor, unter deinem Po sind kleine Räder montiert. Hebe nun deine Sitzbeinhöcker rechts und links an und bewege dich nach vorne. Dazu kannst du laut die Laute „Chou Chou" sprechen, um deinen Beckenboden zu aktivieren. Hebe deine Sitzbeinhöcker an und komme wieder zurück in die Ausgangsposition.

Eine paar Mal nach vorne und wieder zurück – das bringt dir heute frischen Schwung.

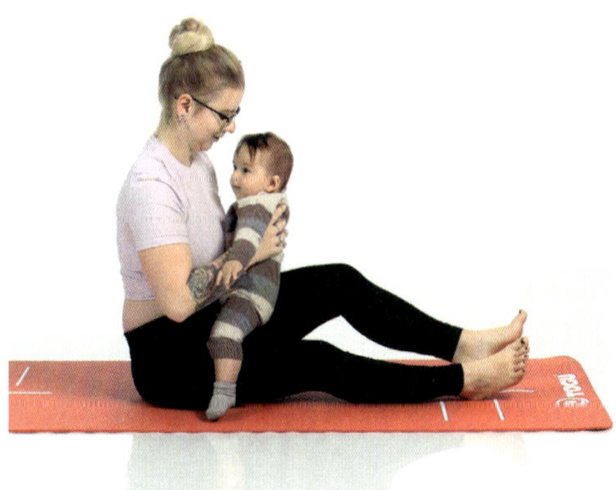

2.9 Singen

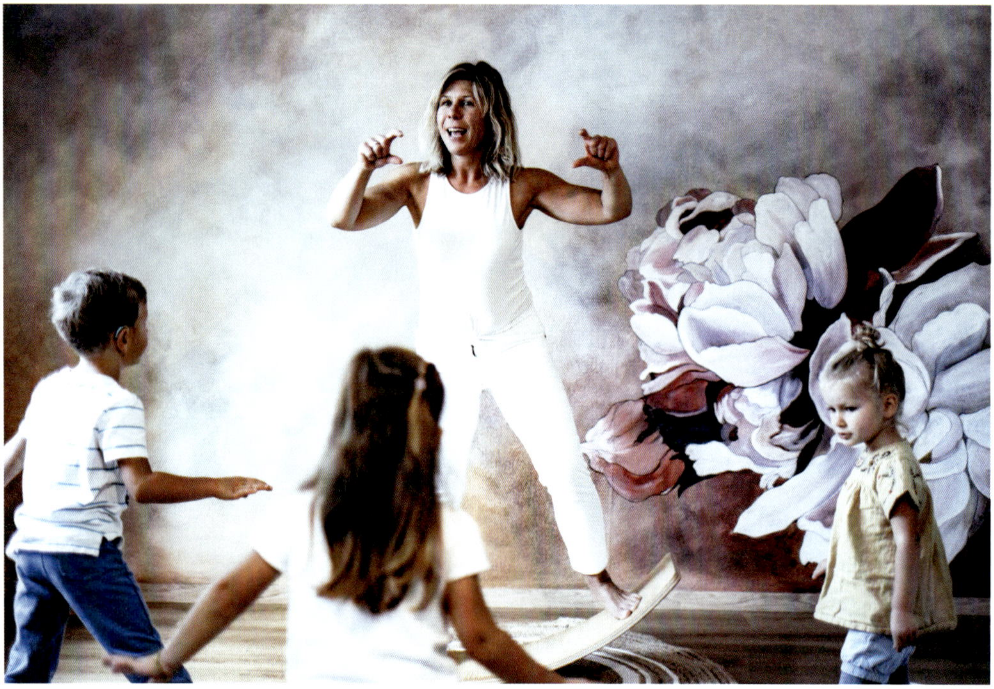

Singen hat so viele positive Auswirkungen auf deinen Körper. Dabei spielt es keine Rolle, ob du hoch, tief, gut oder schlecht singst. Ob du Kinderlieder oder Schlager trällerst.

Welches Lied auch immer du anstimmst:

- Deine Atmung vertieft sich.
- Dein Körper schüttet das Kuschelhormon Oxytocin aus.
- Dein innerlicher Stresspegel sinkt.
- Dein Kind beruhigt und entspannt sich.

> Deine beiden Gehirnhälften werden aktiviert – die Intelligenz steigert sich.

> Das Gefühl der Verbundenheit wird gestärkt.

Und ...

> Singen trainiert deinen Beckenboden!

Bei so vielen Gründen kannst du sofort loslegen. Ich habe ein paar „Zauberlieder" in Kap. 9 zusammengestellt.

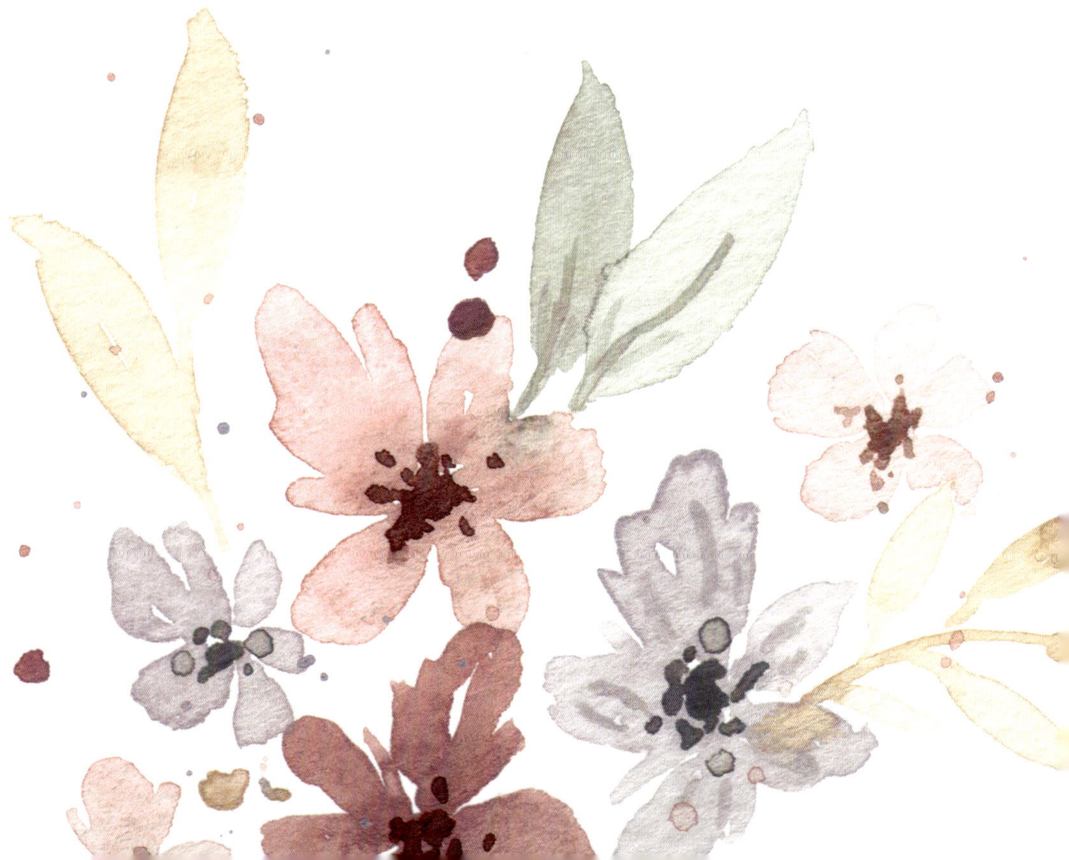

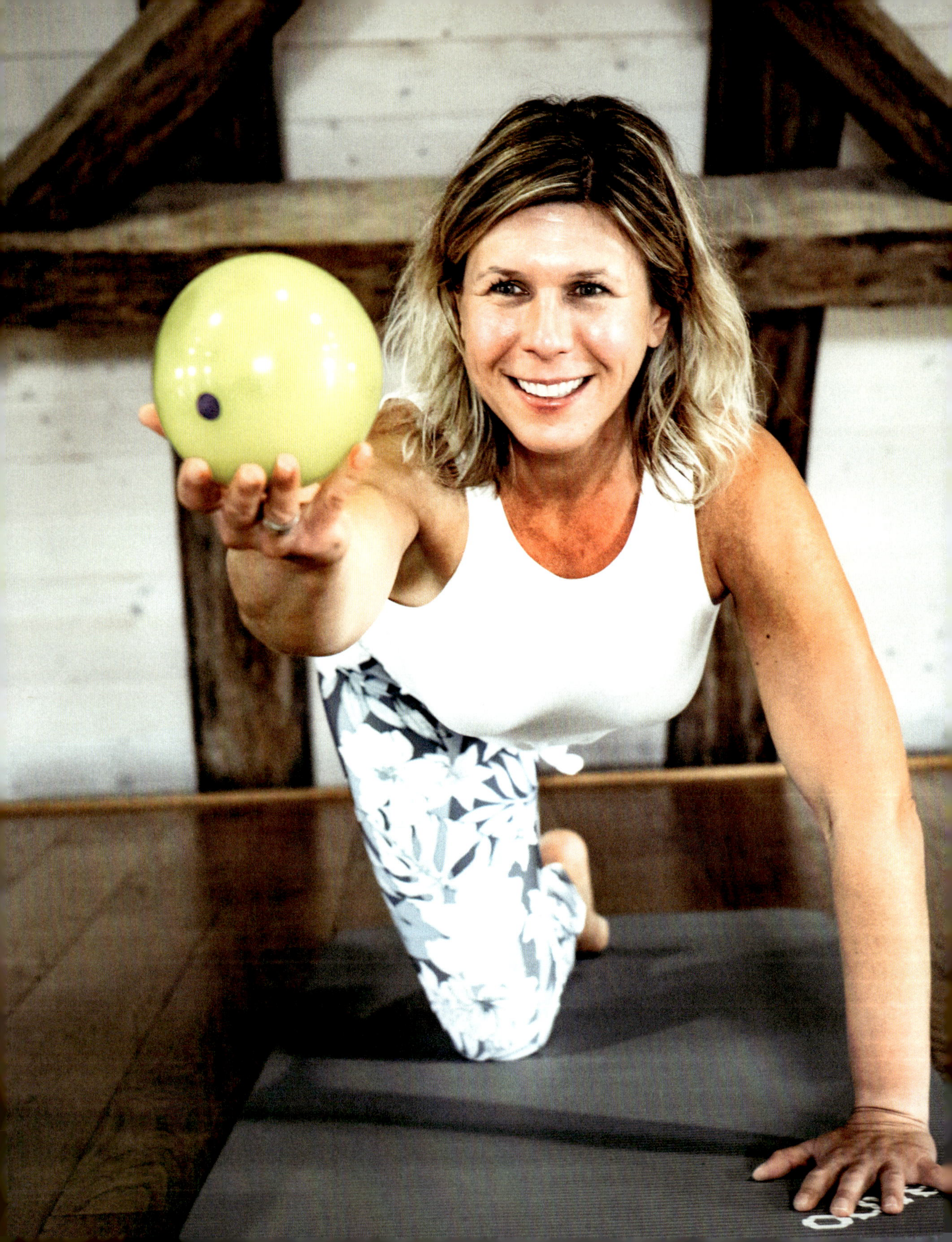

Kapitel 3: Aufwärmen

Kapitel 3: Aufwärmen

Bevor du mit deinem Training beginnst, wärme dich kurz auf. Dein Kreislauf kommt in Schwung. Deine Muskeln werden aktiviert, was hilft, Verletzungen vorzubeugen. Beziehe Beine und Arme in dein Aufwärmtraining ein. Lege passende Musik auf. Es darf ruhig etwas flotter sein.

Bewege dich locker und ungezwungen im Rhythmus der Musik. Natürlich kannst du dein Kind auf den Arm nehmen oder es liegt vor dir auf einer Matte und schaut dir zu. Wenn es schon etwas älter ist, möchte es sicher mitmachen.

Wärme dich 5-10 Minuten auf. Zähle langsam bis 25 bei jeder Übung. Variiere die Aufwärmübungen ganz nach deinem Geschmack.

Marschieren am Platz

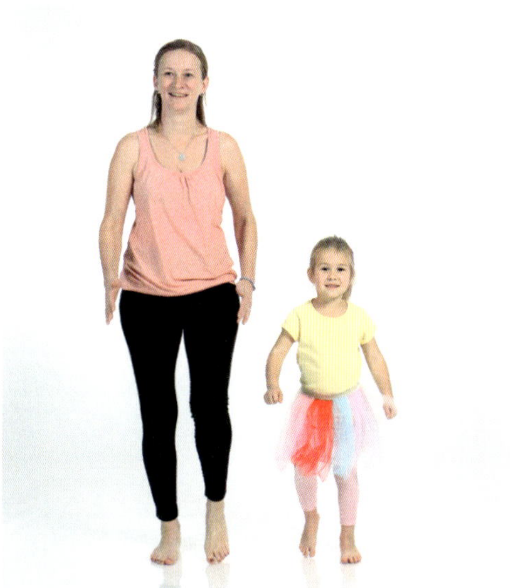

Ausgangsposition:

Dein Rücken ist aufrecht, deine Schultern sind entspannt.

Übungsbeschreibung:

Nimm die Knie beim Marschieren nach oben und die Arme locker, aber dynamisch, dazu.

Variante:

Marschiere auf den Fußspitzen.

Front Tip

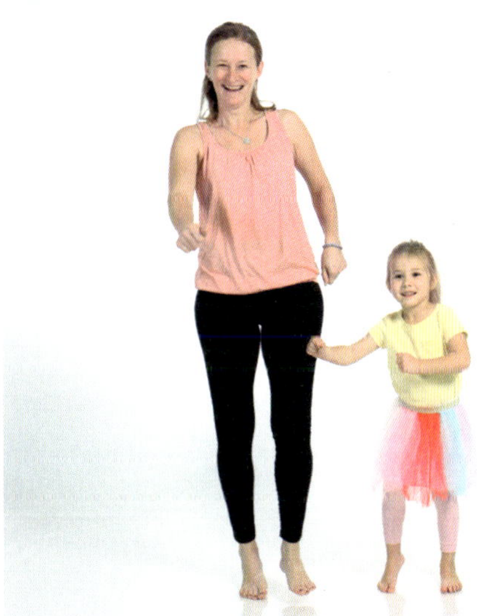

Übungsbeschreibung:

Tippe mit deiner Fußspitze im Wechsel rechts und links nach vorne, nimm gegengleich den Arm locker dazu. Atme ganz ruhig weiter.

Front Tap

Übungsbeschreibung:

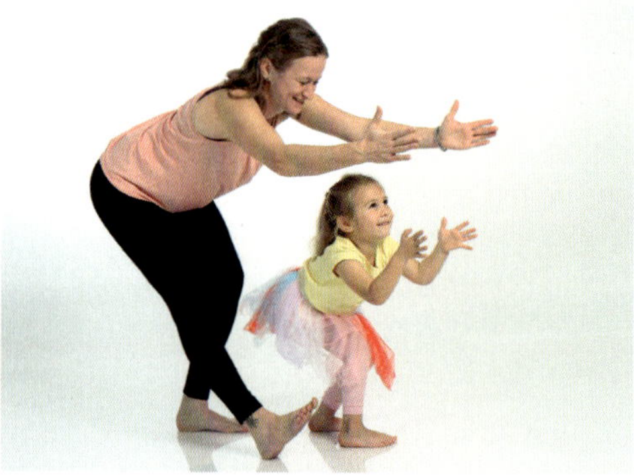

Tippe mit der Ferse im Wechsel rechts und links nach vorne. Schiebe deinen Po dabei nach hinten, als ob du dich auf einen kleinen Kinderstuhl setzen möchtest. Deine Hüfte schaut nach vorne.

Ausatmen durch den Mund, nimm die langen Arme nach vorne und tippe mit der Ferse auf.

Einatmen durch den Mund, komme zurück in die Ausgangsposition.

Side to Side

Ausgangsposition:

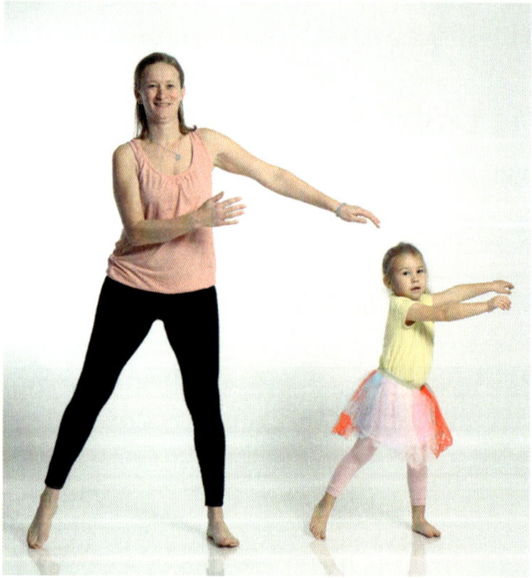

Öffne die Beine mehr als hüftbreit.

Übungsbeschreibung:

Verlagere dein Gewicht zur Seite und tippe abwechselnd mit der Fußspitze rechts und links auf dem Boden auf. Deine Beine bleiben geöffnet, nur deine Fußspitzen bleiben in Bewegung.

Kreise die Schultern dazu, rechts und links im Wechsel. Zuerst nach hinten und dann nach vorne. Mobilisiere so deinen Schulterbereich.

Variante:

Schwinge deine lang gestreckten Arme abwechselnd nach rechts und links.

Seilspringen

Für diese Aufwärmübung habe ich zwei verschiedene Varianten zur Auswahl. Wähle die Variante, die zu dir passt und deinen Körper nicht überlastet.

Variante 1:

Ausgangsposition:

Wenn du das Gefühl hast, dass die Muskulatur deines Beckenbodens noch nicht kräftig genug ist, mache nur eine sanfte Bewegung. Angedeutetes Seilspringen auf der Stelle.

Übungsbeschreibung:

Deine Arme sind gebeugt, deine Hände zu Fäusten locker geballt. Die Fußspitzen bleiben auf dem Boden, nur die Fersen heben ab. So wird dein Beckenboden nicht unnötig belastet und dein Puls geht trotzdem nach oben.

Variante 2:

Ausgangsposition:

Wenn dein Beckenboden wieder ausreichend gefestigt ist, kannst du auch gerne die intensivere Variante ausprobieren. Angedeutetes Seilspringen auf der Stelle.

Übungsbeschreibung:

Deine Arme sind gebeugt, deine Fäuste locker geballt. Dein ganzer Fuß hebt ab. Die gesprungene Variante ist natürlich deutlich anstrengender.

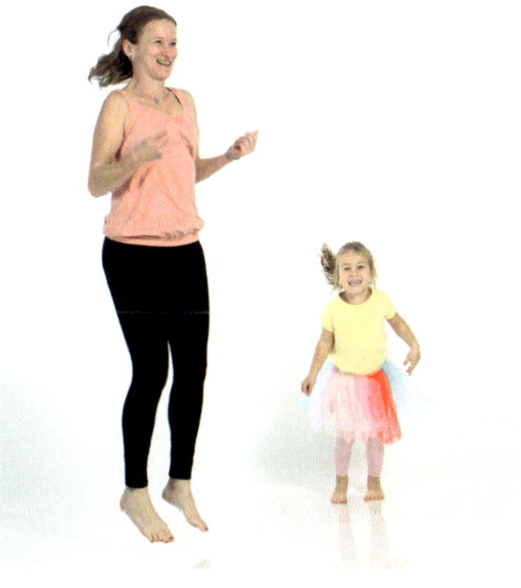

Step Touch

Ausgangsposition:

Stelle dich aufrecht hin und schließe deine Beine.

Übungsbeschreibung:

Mache mit dem rechten Fuß einen großen Schritt nach rechts, ziehe das linke Bein nach und tippe den linken Fuß dicht neben dem rechten Fuß ab. Mache nun einen großen Schritt mit dem linken Fuß nach links und ziehe den rechten Fuß nach und tippe mit der rechten Fußspitze dicht neben dem linken Fuß auf. Lege deine Hände auf den Oberschenkeln ab.

Plus: Um den Puls nach oben zu bringen, balle die Hände zu Fäusten und bounce mit Kraft in Richtung Schambein.

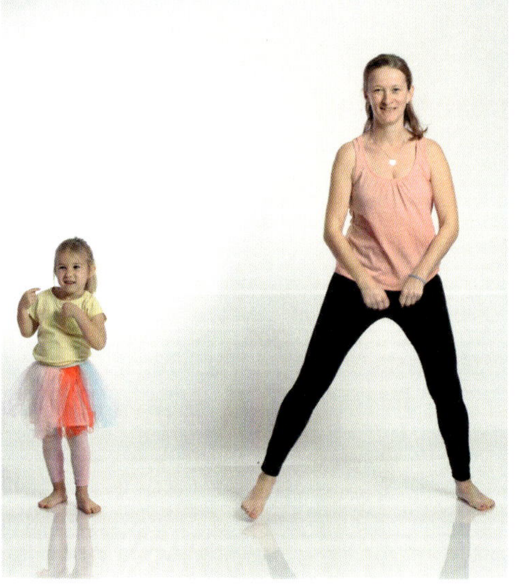

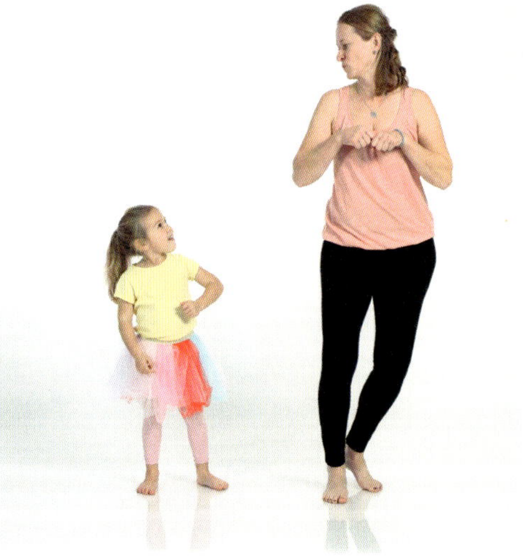

Beckenbodenfreundlicher Hampelmann

Diese Übung ist hervorragend geeignet, um deine Ausdauer zu verbessern, ohne deinen Beckenboden durch Sprünge, wie beim herkömmlichen Hampelmann, zu belasten.

Ausgangsposition:

Stelle dich mit geschlossenen Beinen hin. Dein Rücken ist aufrecht, deine Schultern sind entspannt.

Übungsbeschreibung:

Lasse zuerst die Arme neben dem Oberkörper locker hängen, um dich mit der Fußbewegung vertraut zu machen. Tippe im Wechsel mit der Fußspitze rechts und links zur Seite auf dem Boden auf.

Wenn du das Gefühl hast, du hast die Bewegung verinnerlicht, nimm die Arme dazu.

Tippe mit der rechten Fußspitze zur Seite, nimm dabei die langen Arme nach oben. Bringe den rechten Fuß und die Arme in die Ausgangsposition zurück.

Tippe mit der linken Fußspitze zur Seite und nimm erneut die langen Arme nach oben. Bringe auch hier den linken Fuß und die Arme in die Ausgangsposition zurück.

Tippe im raschen Wechsel rechts und links mit der Fußspitze auf.

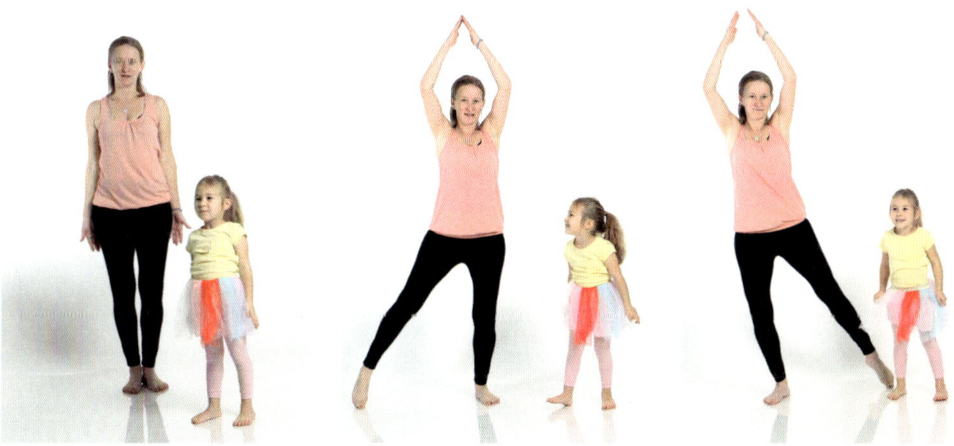

Mama-Feuerfüße

Endspurt im Aufwärmtraining.

Ausgangsposition:

Stelle dich mit leicht vorgebeugtem Oberkörper und aufrechtem Rücken hin. Deine Knie sind leicht gebeugt, deine Schultern sind entspannt. Aktiviere deine Beckenboden- und Bauchmuskulatur.

Übungsbeschreibung:

Renne nun, so schnell du kannst, mit kleinen Trippelschritten auf der Stelle. Das Atmen nicht vergessen.

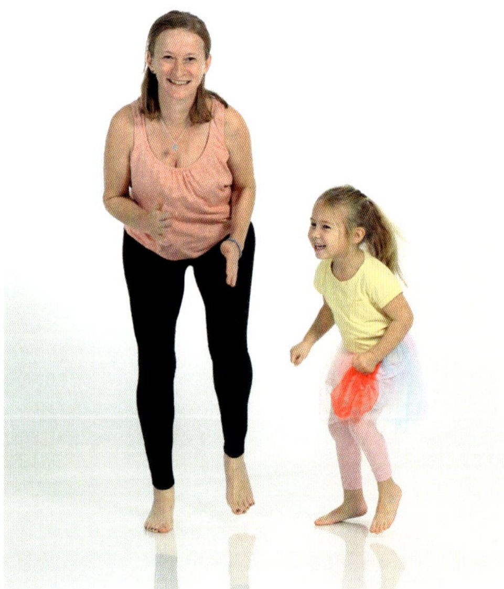

Zähle langsam bis 8.

Geschafft! Laufe langsam auf der Stelle, um deinen Atem zu beruhigen und den Puls wieder nach unten zu bringen.

Hüftkreisen

Ausgangsposition:

Um das Aufwärmtraining abzuschließen, stelle dich mehr als hüftbreit hin. Deine Fußspitzen schauen nach außen. Deine Knie sind leicht gebeugt. Nimm deine Hände in die Taille. Die Daumen schauen nach vorne, für eine aufrechte Haltung.

Übungsbeschreibung:

Mache jetzt große Kreise mit deiner Hüfte. Starte im Uhrzeigersinn. Schiebe dabei dein Schambein weit nach vorne und den Po nach hinten. Nach vier großen Kreisen wechsle die Richtung und kreise viermal gegen den Uhrzeigersinn. Lockere dich im Anschluss. Schüttle die Beine und Arme aus, kreise die Schultern nach vorne und hinten.

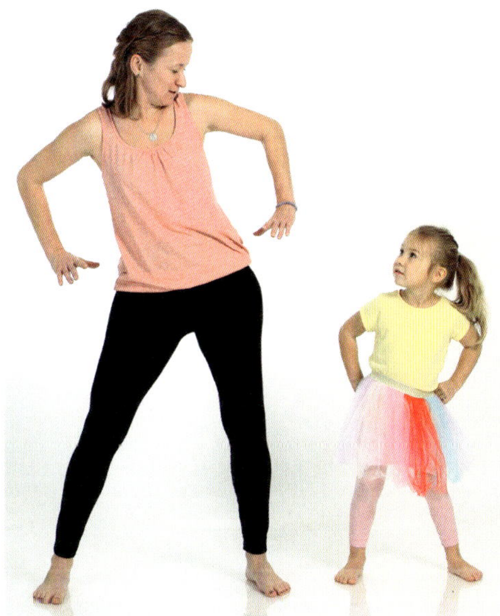

Liegende Acht

Ausgangsposition:

Stelle dich mehr als hüftbreit hin, beuge deine Knie, deine Fußspitzen schauen nach außen. Nimm deine Hände in die Taille, die Daumen schauen nach vorne.

Übungsbeschreibung:

Zeichne nun bewusst mit deinem Beckenboden eine liegende Acht. Beginne im Uhrzeigersinn und wechsle nach viermal die Richtung und zeichne die Acht gegen den Uhrzeigersinn. Atme ganz ruhig und gleichmäßig. Entspanne deine Schultern.

Löse und lockere dich aus.

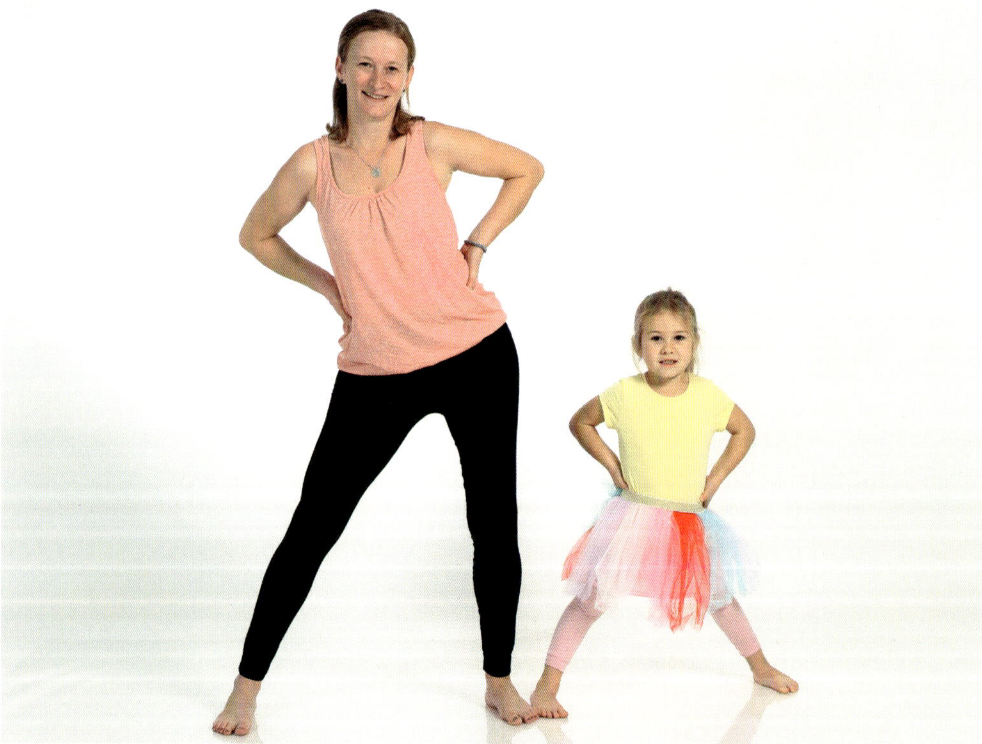

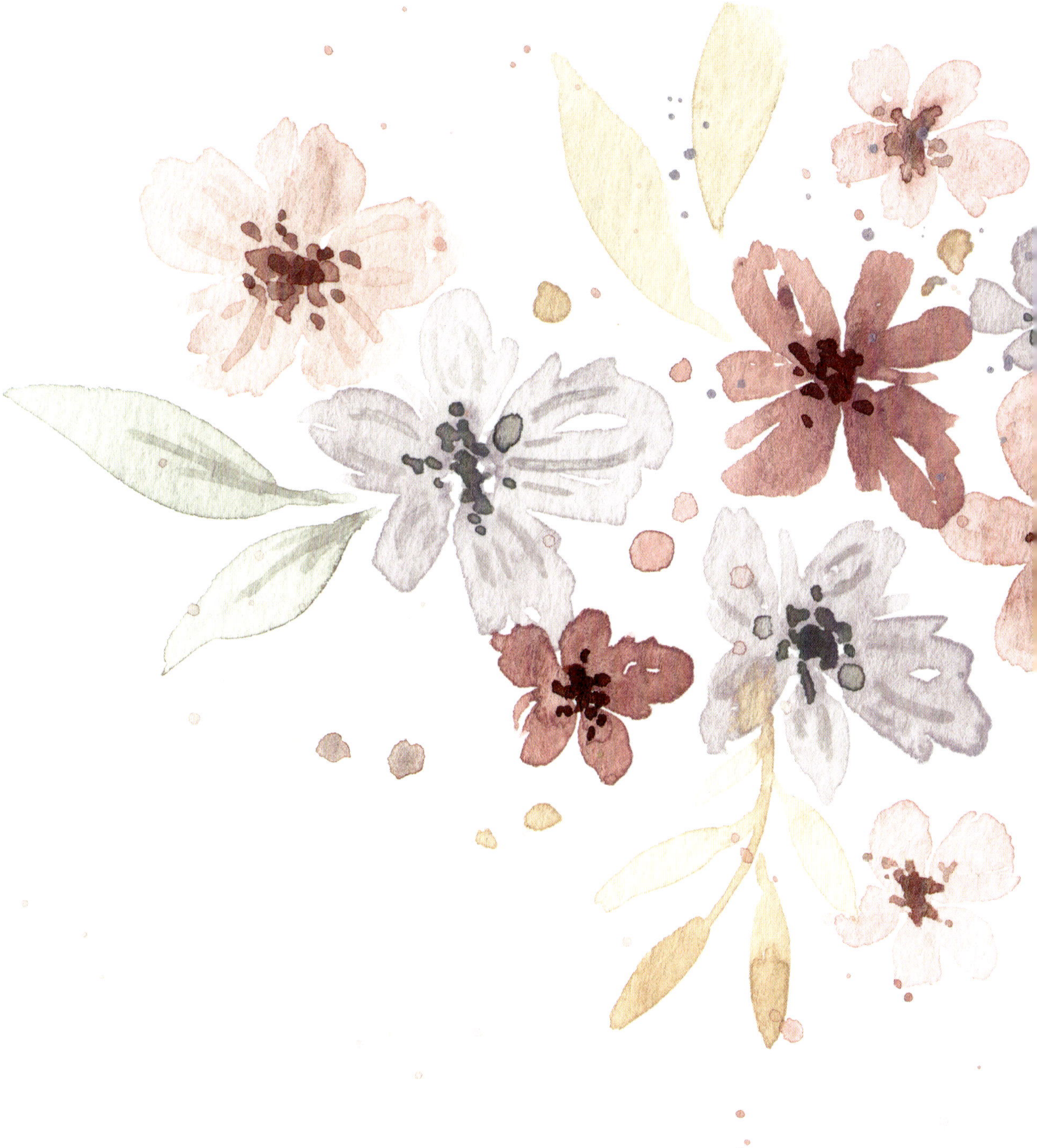

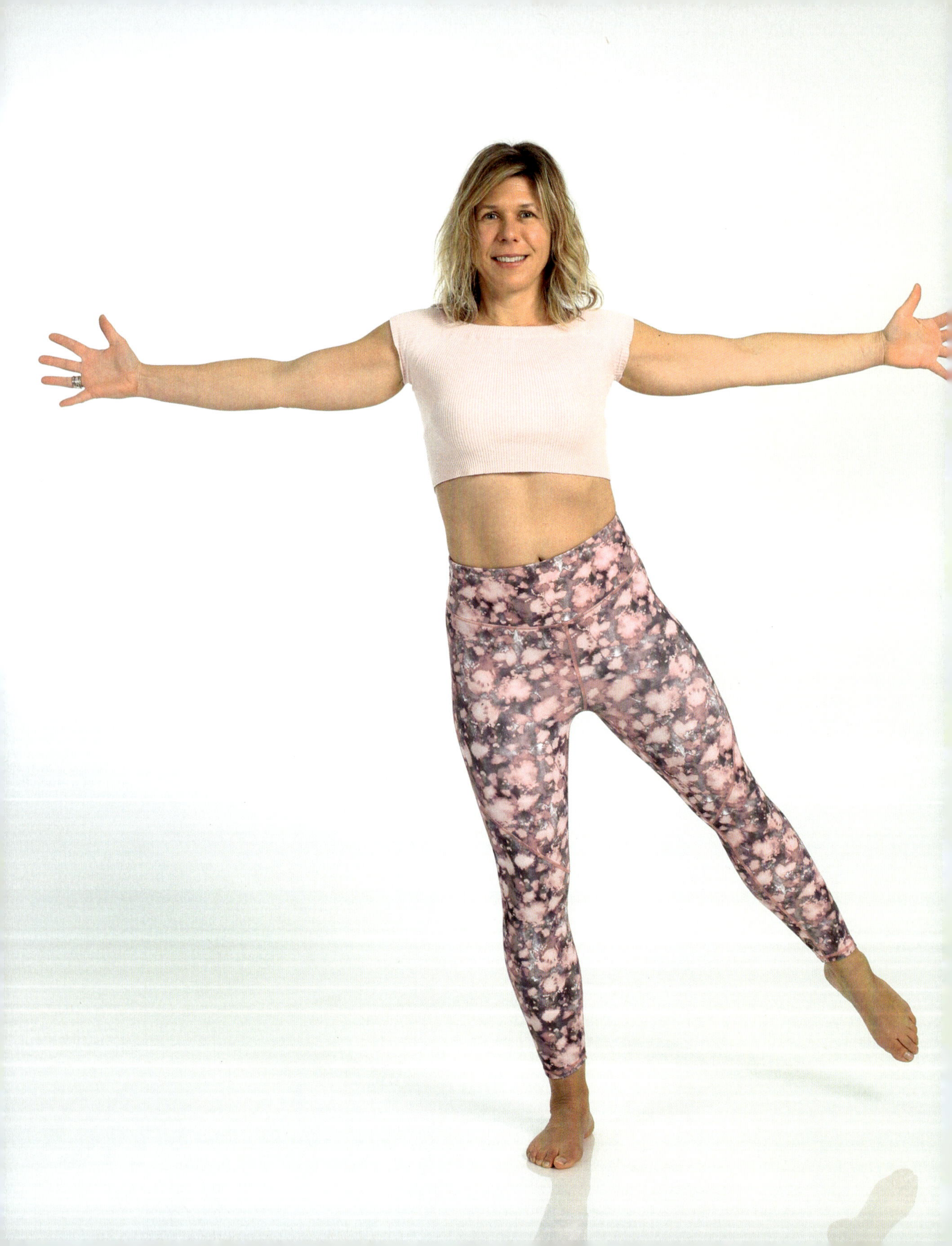

Kapitel 4: Übungen ohne Geräte

Kapitel 4: Übungen ohne Geräte

Noch ein kleiner Tipp von mir, bevor du richtig loslegst. Lockere dich zwischendurch immer wieder aus. Kreise die Schultern nach hinten und nach vorne, schüttle Arme und Beine aus.

4.1 Im Stand

Der fliegende Vogel

Ausgangsposition:

Stelle dich mehr als hüftbreit hin. Deine Fußspitzen schauen leicht nach außen. Atme tief durch die Nase ein.

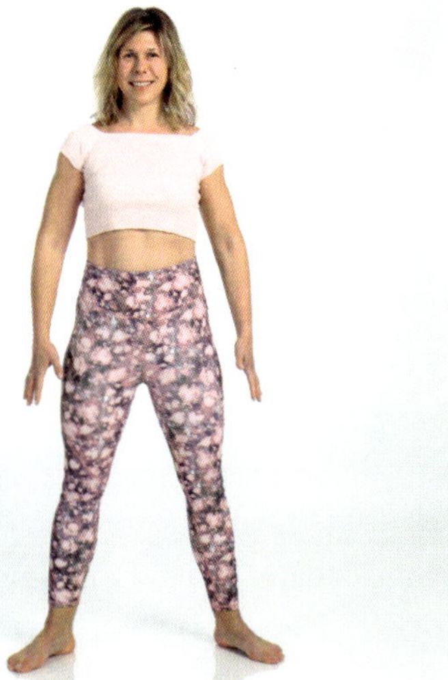

Übungsbeschreibung:

Mit der nächsten Ausatmung durch den Mund schiebe dich auf die Fußspitzen und nimm die Arme lang gestreckt nach oben. Dein Rücken ist aufrecht, deine Schultern sind entspannt. Halte die Spannung für einen Moment. Ziehe die Daumen nach hinten.

Atme durch die Nase wieder ein, senke die Arme seitlich ab und komme zurück auf den ganzen Fuß. Wiederhole die Übung achtmal.

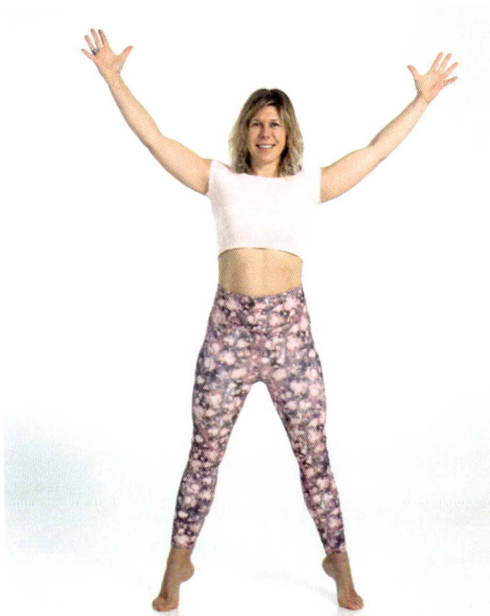

Variante:

Schließe deine Augen.

Der Adler

Ausgangsposition:

Stelle dich aufrecht hin. Öffne die Beine hüftbreit. Atme tief durch die Nase ein.

Übungsbeschreibung:

Bei der nächsten Ausatmung durch den Mund nimm dein linkes Bein im 90°-Winkel nach oben und deinen Oberkörper leicht nach vorne. Deine Arme sind angewinkelt, sodass sich der linke Ellbogen und das linke Knie berühren. Die Handflächen schauen zu dir. Halte die Spannung.

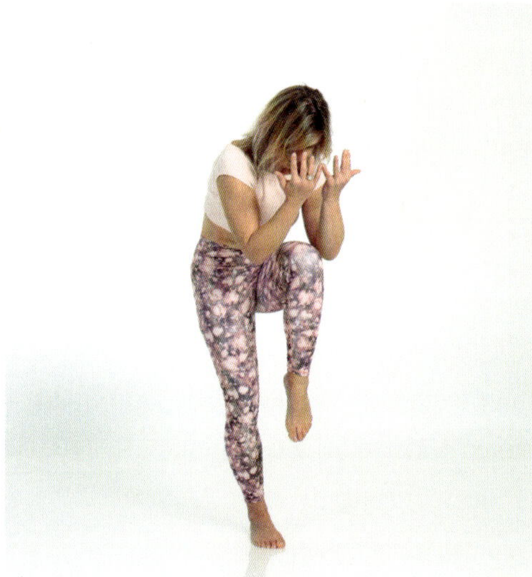

Mit dem Einatmen durch die Nase tankst du frische Energie und löst die Anspannung. Dein rechtes Bein bleibt das Standbein. Strecke deine Arme lang zur Seite. Deine Handflächen schauen nach vorne und anschließend spreizst du die Finger. Hebe das linke Bein so weit vom Boden ab, wie es dir guttut. Halte die Position.

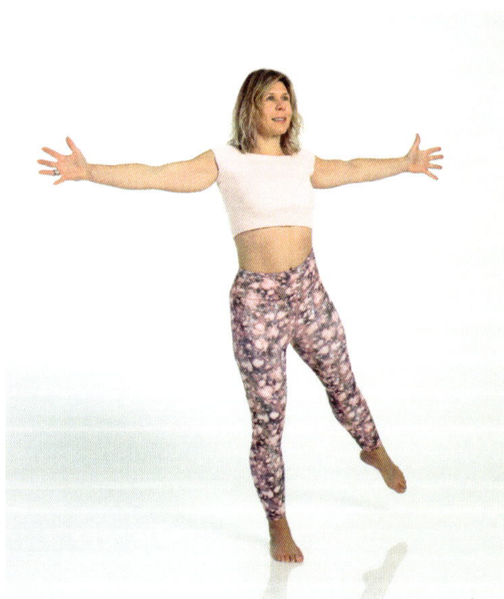

Tipp:

Führe diese Balanceübung ruhig und in deinem eigenen Atemtempo durch. Mit dieser Übung trainierst du dein Gleichgewicht, deinen Beckenboden sowie deine seitlichen Bauchmuskeln.

Wiederhole die „Adler"-Position achtmal und wechsle dann die Seite.

Die Feder

Ausgangsposition:

Nimm zuerst dein linkes Bein als Standbein. Das Knie ist leicht gebeugt. Dein rechtes Bein streckst du lang nach hinten und hebst den Fuß vom Boden ab. Neige deinen Oberkörper leicht nach vorne.

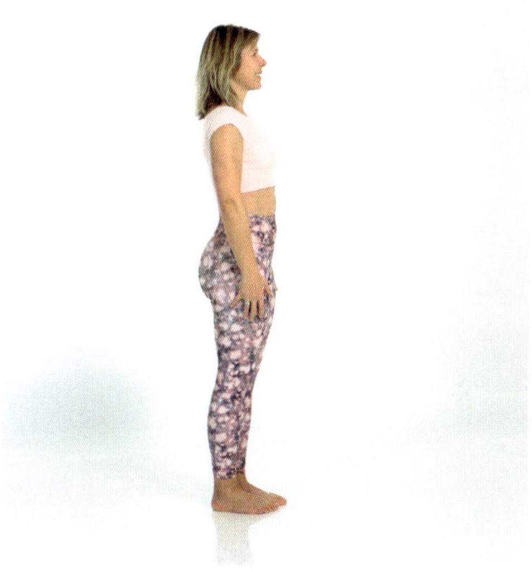

Übungsbeschreibung:

Nimm nun deine Arme lang gestreckt nach vorne – deine Arme sind die Verlängerung des Rückens. Die Handflächen schauen zueinander.

Bewege nun dein lang gestrecktes Bein und deine lang gestreckten Arme sanft aufeinander zu. Eine leicht federnde Bewegung – keine Pendelbewegung.

Atme ruhig und gleichmäßig. Ziehe die Schultern weit weg von den Ohren.

Ziehe Arme und Beine achtmal zusammen und wechsle dann auf dein rechtes Standbein und wiederhole die „Feder" auch hier achtmal.

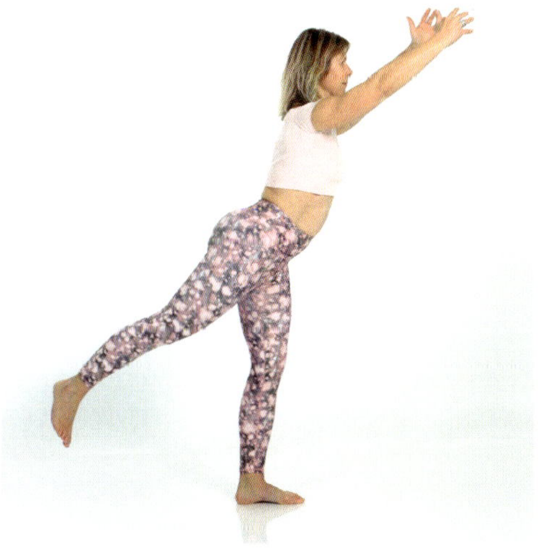

Die Möwe

Ausgangsposition:

Finde einen aufrechten Stand. Starte mit deinem rechten Bein als Standbein. Das Knie ist leicht gebeugt.

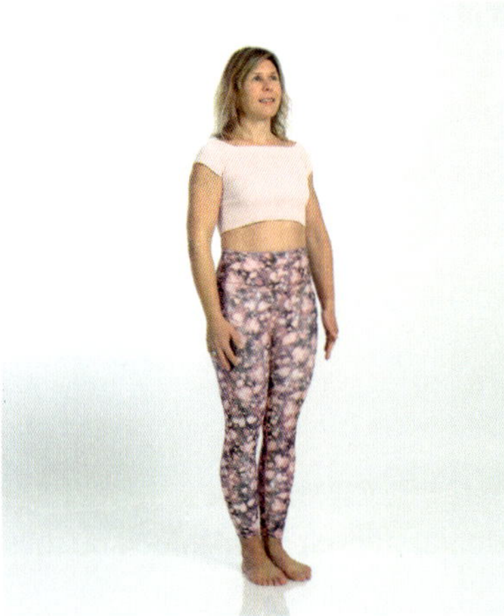

Übungsbeschreibung:

Hebe beim Ausatmen durch den Mund dein linkes Bein im 90°-Winkel nach oben. Strecke deinen rechten Arm gegengleich auf Brusthöhe lang nach vorne. Atme durch die Nase ein, senke dein Bein und deinen Arm wieder ab. Wechsle dein Standbein und wiederhole die Übung achtmal pro Seite.

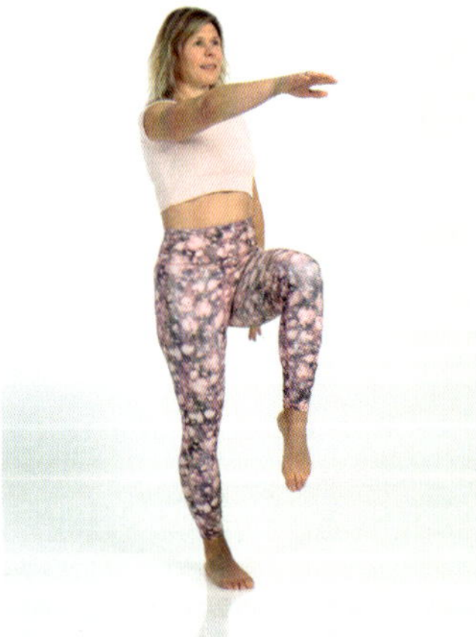

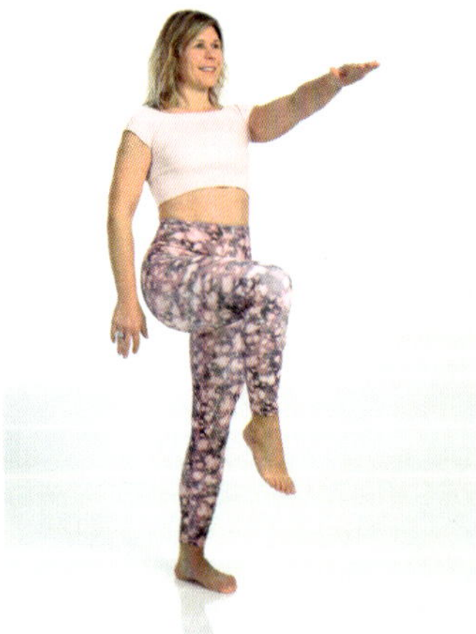

Variante:

Anspruchsvoller für dein Gleichgewicht wird diese Übung, wenn du die Augen schließt oder du während der Bewegung auf den Fußspitzen bleibst. Wenn du wackelst, macht das gar nichts. So trainierst du deine Tiefenmuskulatur.

Balance-Squat

Ausgangsposition:

Stelle dich aufrecht hin. Dein rechtes Bein ist das Standbein. Dein Knie ist leicht gebeugt.

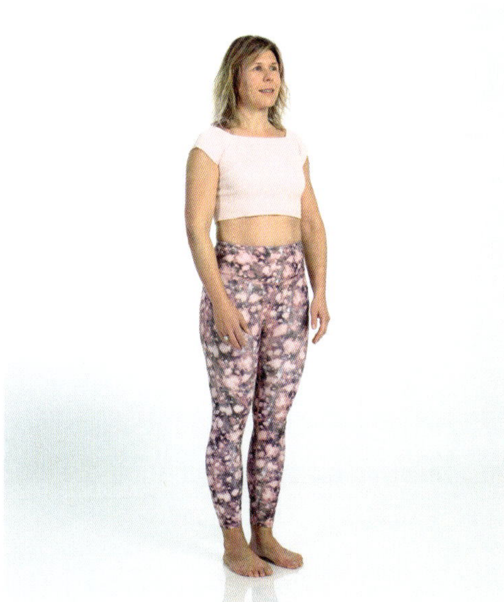

Übungsbeschreibung:

Lege dein linkes Bein gebeugt auf den rechten Oberschenkel. Dein linkes Fußgelenk liegt am rechten Oberschenkel auf. Nimm deine Arme langgestreckt nach vorne, die Handflächen schauen nach unten.

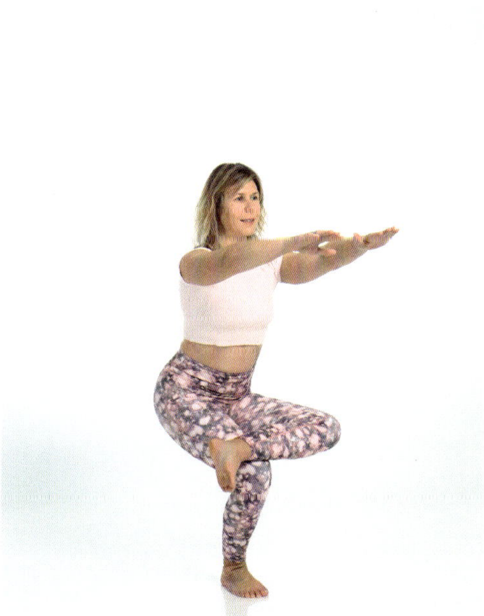

Atme tief durch den Mund aus, gehe in die Knie und schiebe den Po in Richtung Boden. Halte die Position einen Moment.

Atme durch die Nase ein und komme in die Ausgangsposition zurück.

Wiederhole diese Balanceübung achtmal und wechsle dann die Seite.

Mama-Squat

Ausgangsposition:

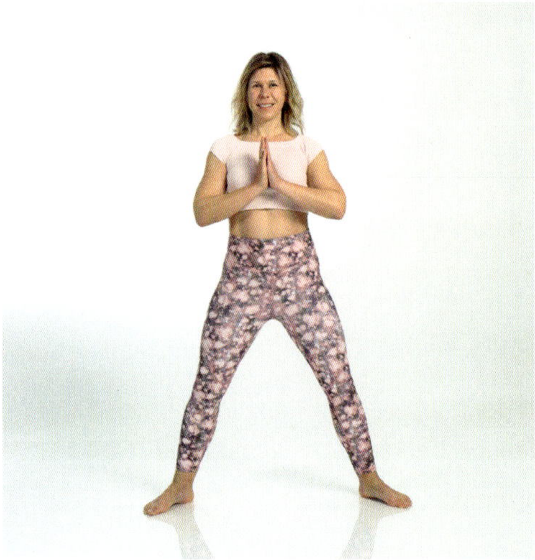

Stelle dich mehr als hüftbreit hin. Deine Knie und deine Fußspitzen schauen nach außen. Deine Knie sind leicht gebeugt.

Übungsbeschreibung:

Kippe dein Becken leicht nach vorne für mehr Stabilität in deiner Mitte. Dein Rücken ist aufrecht, die Schultern sind entspannt. Nimm deine Arme gebeugt nach vorne auf Brusthöhe, deine Handflächen schauen zueinander und die Daumen berühren dein Brustbein.

Mit der nächsten Ausatmung durch den Mund drückst du deine Handflächen fest zusammen, beugst die Knie und schiebst deinen Po in Richtung Boden.

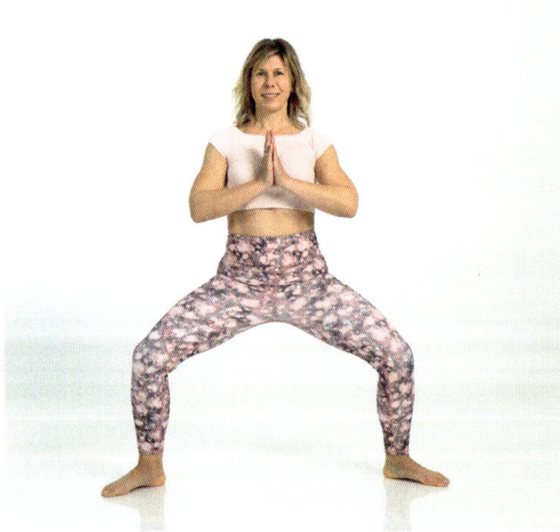

Einatmen durch die Nase, löse die Handflächen und strecke dich mit langen Armen nach oben.

Tief in den Squat gehen beim Ausatmen – sich lang nach oben strecken beim Einatmen.

Wiederhole den „Mama-Squat" achtmal.

Tipp:

Dein Becken bleibt nach vorne gekippt. Schiebe dein Schambein bewusst in Richtung Boden.

Mama-Barre

Ausgangsposition:

Stelle dich mehr als hüftbreit hin. Deine Fußspitzen schauen nach außen. Dein Rücken ist aufrecht, deine Schultern sind entspannt.

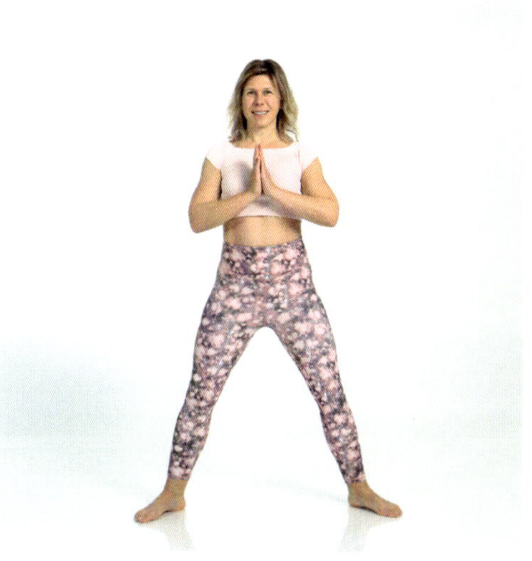

Übungsbeschreibung:

Kippe das Becken sanft nach vorne. Mit der nächsten Ausatmung durch den Mund beugst du deine Knie und schiebst den Po in Richtung Boden. Nimm dabei deine Hände vor die Brust und drücke die Handflächen aneinander. Halte die Position.

Hebe nun abwechselnd rechts und links die Ferse vom Boden ab und senke sie wieder. Atme dabei ruhig weiter.

Wiederhole diese Übung achtmal pro Ferse.

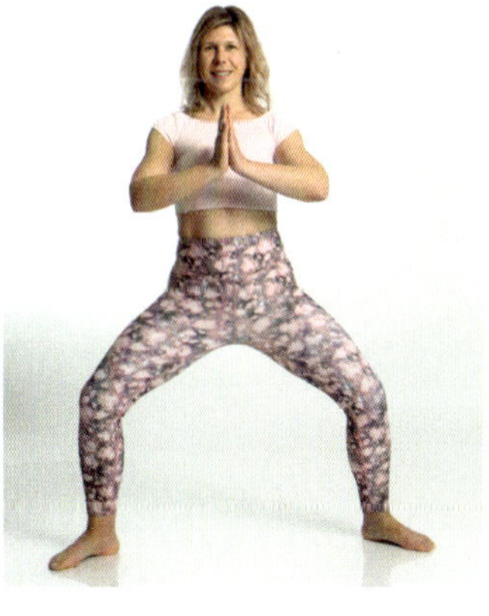

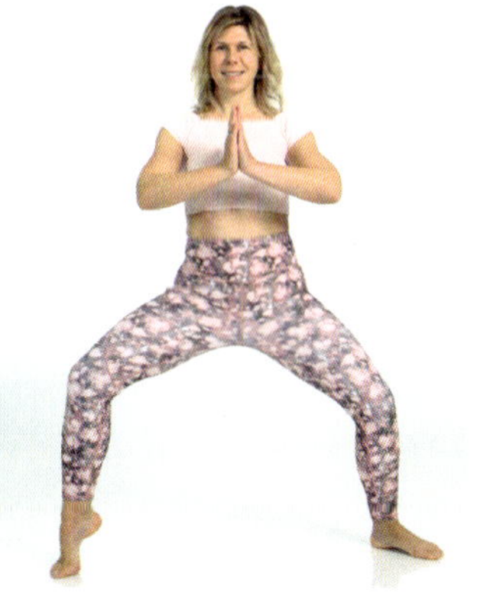

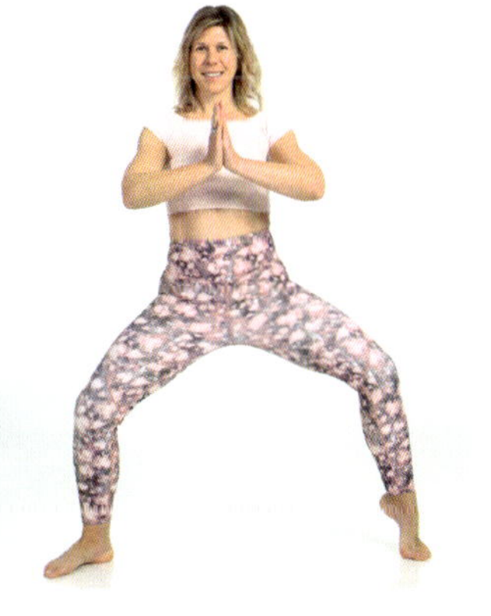

Variante: Hebe beide Fersen achtmal gleichzeitig vom Boden ab.

Himmel und Erde

Ausgangsposition:

Stelle dich hüftbreit hin. Dein Rücken ist aufrecht, deine Schultern sind entspannt.

Übungsbeschreibung:

Atme tief durch die Nase ein, komme auf die Fußspitzen und strecke dich mit deinen Armen lang nach oben.

Atme durch den Mund aus, beuge deine Knie, schiebe den Po weit nach hinten und nehme die Arme lang gestreckt ebenfalls nach hinten in die Skispringerposition.

Atme ein – komme erneut nach oben auf die Fußspitzen. Atme aus – schiebe den Po tief nach unten.

Wiederhole „Himmel und Erde" achtmal.

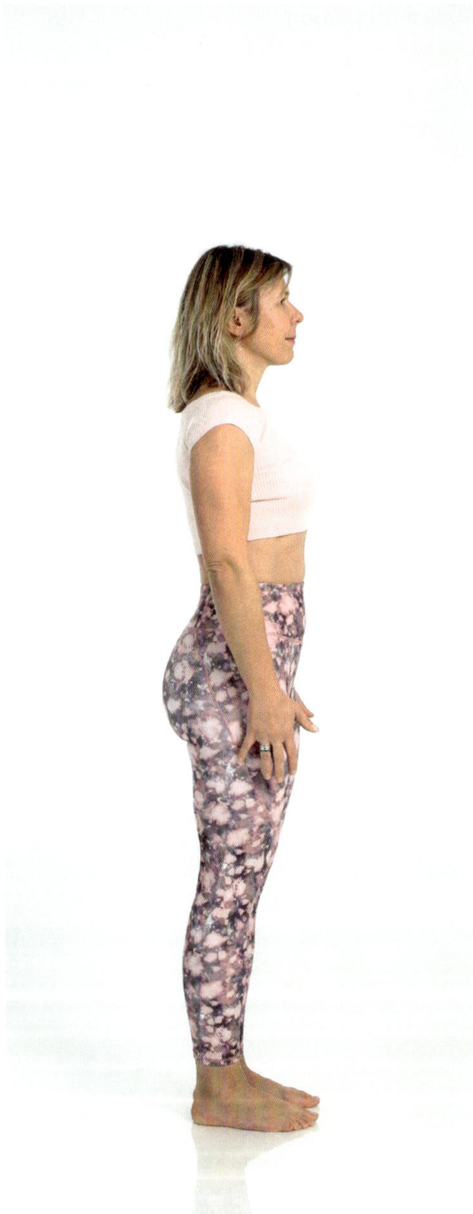

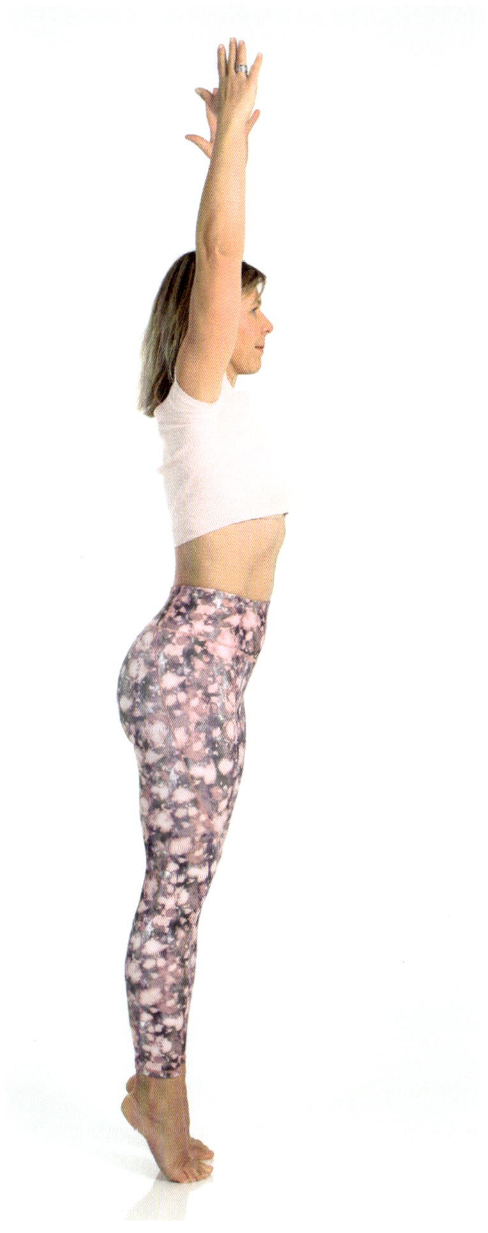

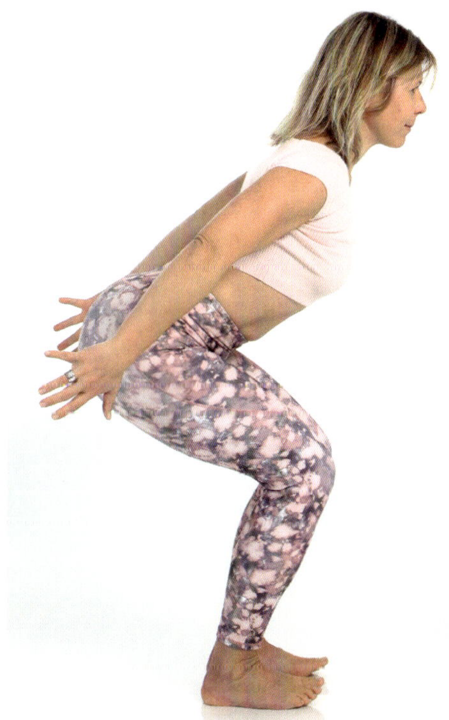

Super-Mama

Ausgangsposition

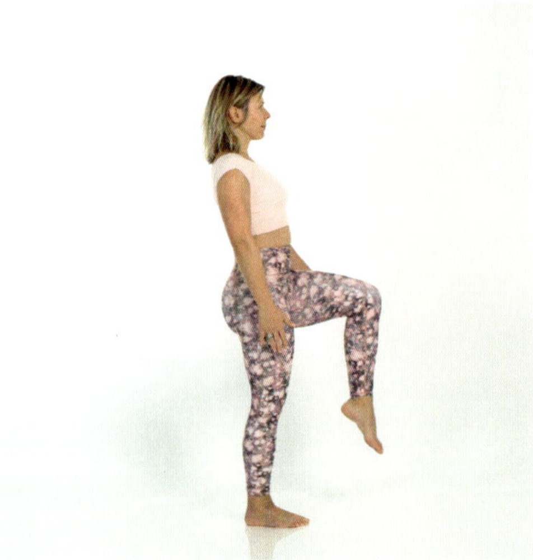

Starte mit deinem rechten Bein als Standbein. Das Knie ist leicht gebeugt, um es nicht unnötig zu belasten. Lasse deine Arme locker neben deinem Oberkörper hängen. Nimm dein linkes Bein im 90°-Winkel nach oben. Atme durch die Nase ein.

Übungsbeschreibung:

Beim Ausatmen durch den Mund strecke deine Arme lang nach vorne und gehe mit dem linken Bein nach hinten in die Standwaage. Deine Hüfte schaut nach vorne.

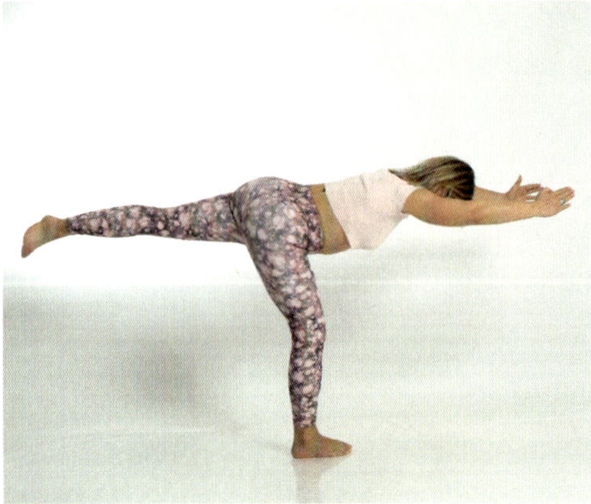

Mit der nächsten Einatmung kommst du in die Ausgangsposition zurück.

Ausatmen, die Standwaage mit langen Armen nach vorne einnehmen – einatmen, die Arme hängen lassen, das Bein ist im 90°-Winkel.

Wiederhole die „Standwaage" achtmal und wechsle dann dein Standbein.

Variante:

Ausgangsposition:

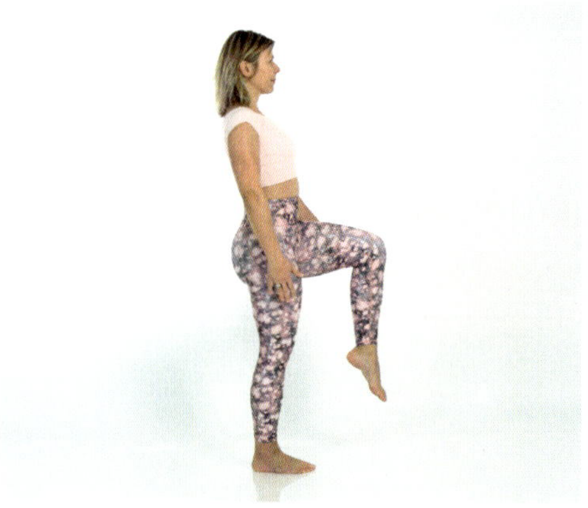

Nimm auch hier die Grundposition für die Einatmung ein. Starte jetzt mit deinem linken Bein als Standbein. Nimm dein rechtes Bein im 90°-Winkel nach oben. Lasse die Arme wieder locker hängen.

Übungsbeschreibung:

Atme durch den Mund aus und nimm dein rechtes Bein nach hinten in die Standwaage. Deine Arme ziehst du ebenfalls lang nach hinten.

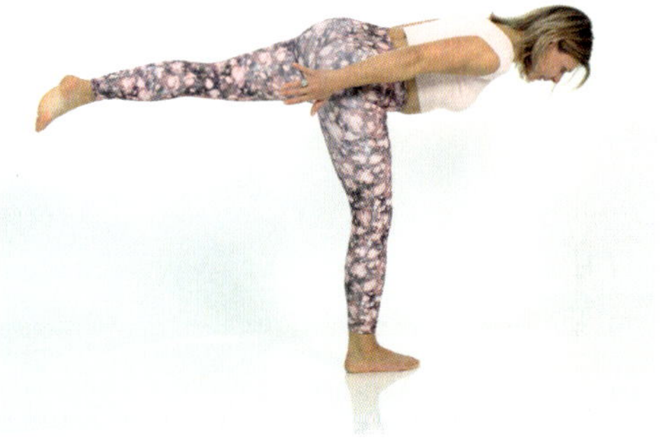

Plus:

Übungen auf einem Bein sind grundsätzlich hervorragend für die Stärkung deines Beckenbodens geeignet. Wir variieren die Bewegung der Arme für mehr Abwechslung.

Holzhacker und Paddler

Ausgangsposition:

Gehe mit dem rechten Fuß in Schrittstellung. Achte darauf, dass dein Knie hinter den Fußspitzen ist. Du siehst deine Fußspitzen. Die Ferse von deinem hinteren linken Fuß hebt vom Boden ab.

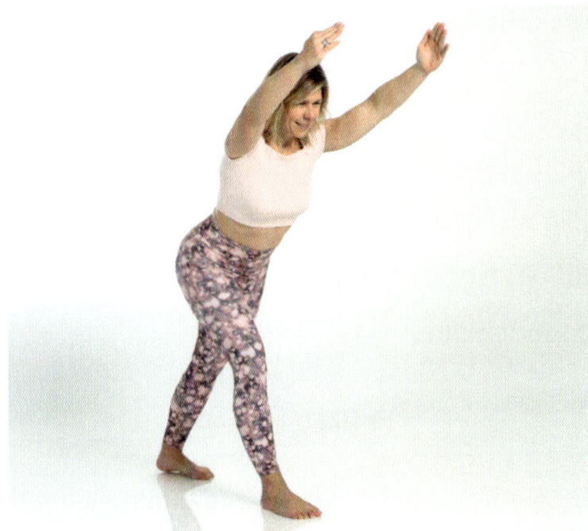

Übungsbeschreibung:

Kippe deinen Oberkörper nun ganz leicht nach vorne, dein Oberkörper ist aufrecht und die Schultern sind entspannt. Nimm die Arme lang gestreckt nach oben, als Verlängerung deines Rückens. Die Handflächen schauen zueinander. Und nun „hacken" deine lang gestreckten Arme Holz. Die Handgelenke sind fest, nur deine Arme arbeiten.

Lasse den Atem fließen und „hacke" ca. 10 Sekunden.

Löse die Position. Lockere dich aus, kreise die Schultern nach hinten und vorne.

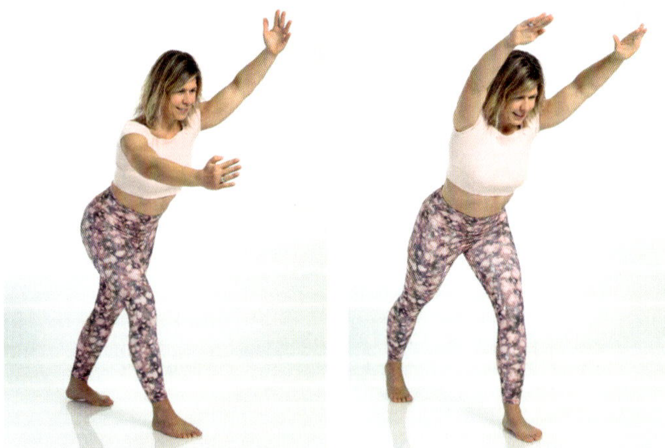

Wechsle mit dem linken Bein in die Schrittstellung. Komme wieder in die Grundposition. Diesmal schauen die Handflächen nach unten in Richtung Boden und deine Arme „paddeln". Denke an deine Handgelenke, diese bleiben auch in dieser Position fest. Bleibe auch hier ca. 10 Sekunden in der Bewegung mit den Armen.

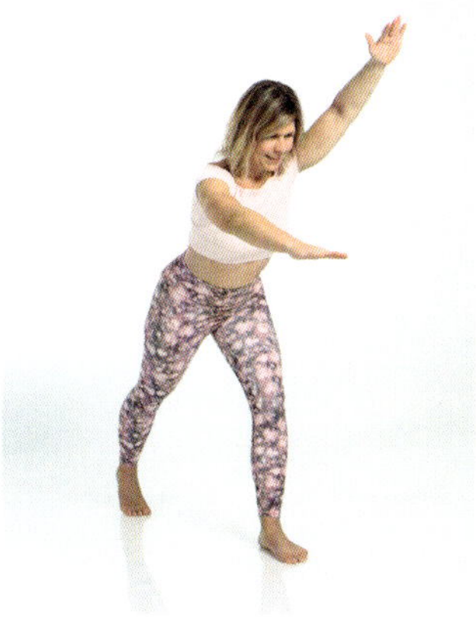

Atme ruhig und gleichmäßig weiter.
Löse die Position und schüttle Arme und Beine aus.

Tipp:

Die Grundposition bleibt beim Standbeinwechsel gleich, nur die Position der Handflächen verändert sich.

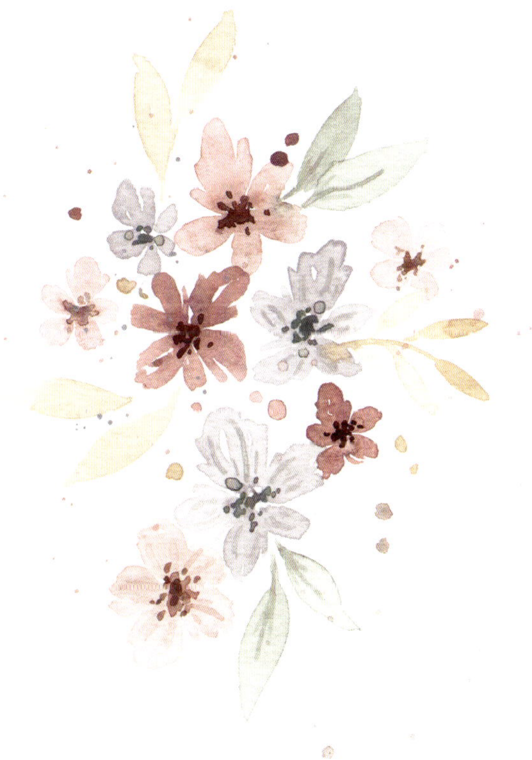

Mama-Walking-Plank

Ausgangsposition:

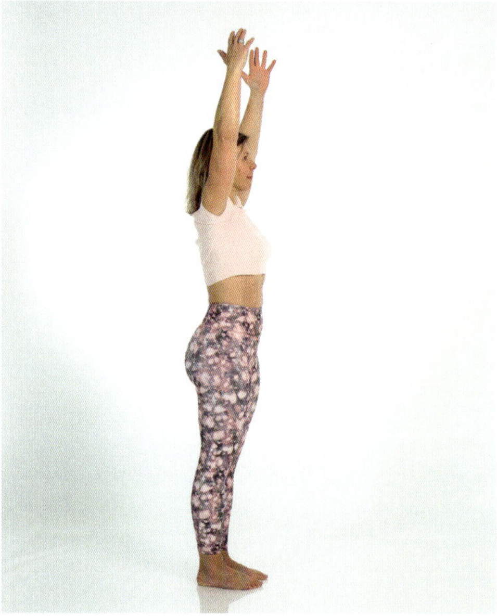

Stelle dich aufrecht hin, deine Beine sind leicht geöffnet. Atme tief ein durch die Nase, nimm die Arme über die Seite lang gestreckt nach oben.

Übungsbeschreibung:

Atme tief durch den Mund aus und gehe in die Vorbeuge. Drücke die Knie durch. Versuche, mit der Brust in Richtung Knie zu kommen. Deine Finger nimmst du in Richtung Boden mit. Halte die Position und spüre die Dehnung in der Rückseite der Oberschenkel, der Waden und in deinem Rücken. Atme ruhig weiter.

Mit der nächsten Ausatmung läufst du mit deinen Händen drei Schritte nach vorne in die Plank-Position.

Achte hier besonders darauf, dass du die Körperspannung hältst. Dein Körper ist eine Linie, die Hüfte schaut nach vorne. Vermeide einen Rundrücken oder ein Hohlkreuz. Halte die Position 10 Sekunden.

Beuge die Knie und komme mit drei Schritten mit den Händen zurück in die Ausgangsposition. Bleibe noch einmal in der Vorbeuge und drücke die Brust in Richtung Knie. Die Knie sind durchgestreckt. Rolle dich langsam, Wirbel für Wirbel, nach oben auf. Kreise die Schultern nach vorne und hinten.

Wiederhole diese intensive Ganzkörperübung dreimal.

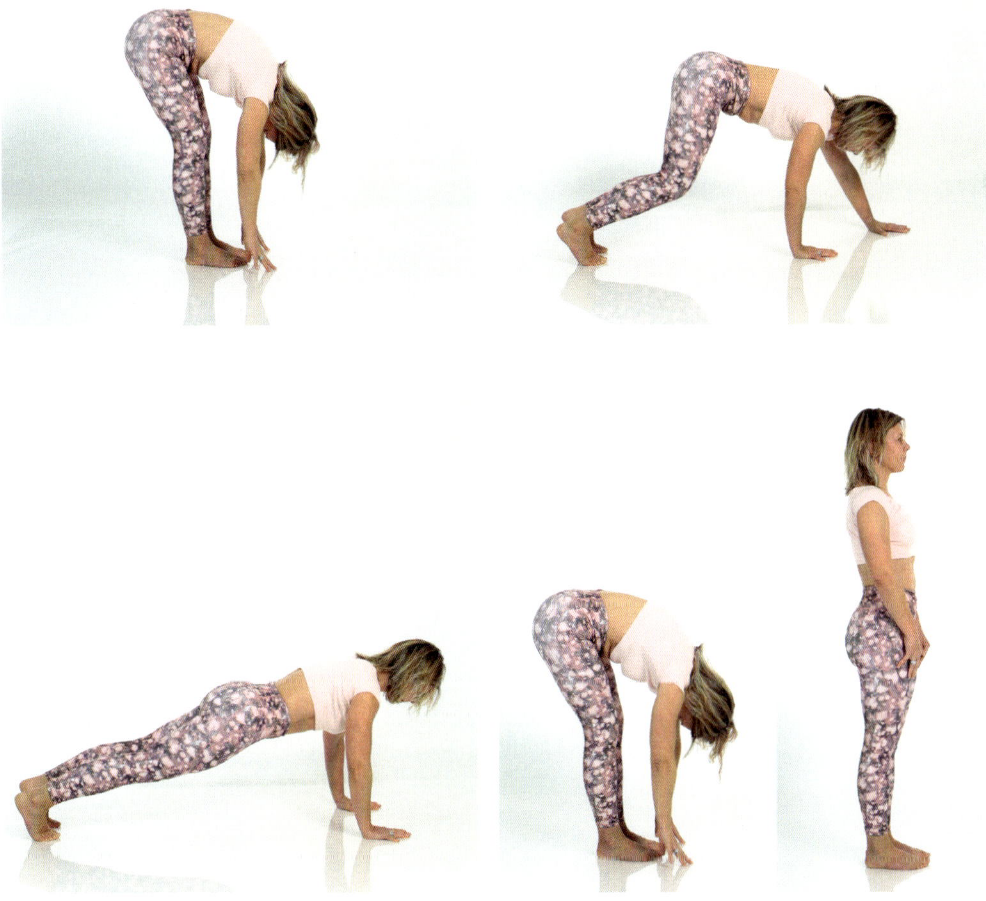

4.2 Übungen im Vierfüßlerstand

Mein Tipp für alle Übungen auf der Matte. Entspanne dich nach jeder Übung, um zu regenerieren und neue Kraft zu tanken.

Entspannungsübung

Ausgangsposition:

Schiebe dich in den Fersensitz. Komme in den Ellbogenstütz. Alternativ kannst du die Arme und Hände lang nach vorne strecken.

Übungsbeschreibung:

Lege deine Stirn auf der Matte ab. Spüre die Dehnung in deinem Rücken. Atme ruhig und gleichmäßig und halte die Position für einige Atemzüge. Variiere den Fersensitz und nimm die Arme neben dem Oberkörper in die Stellung des „Kindes". Entspanne mit rundem Rücken. Lasse den Atem fließen.

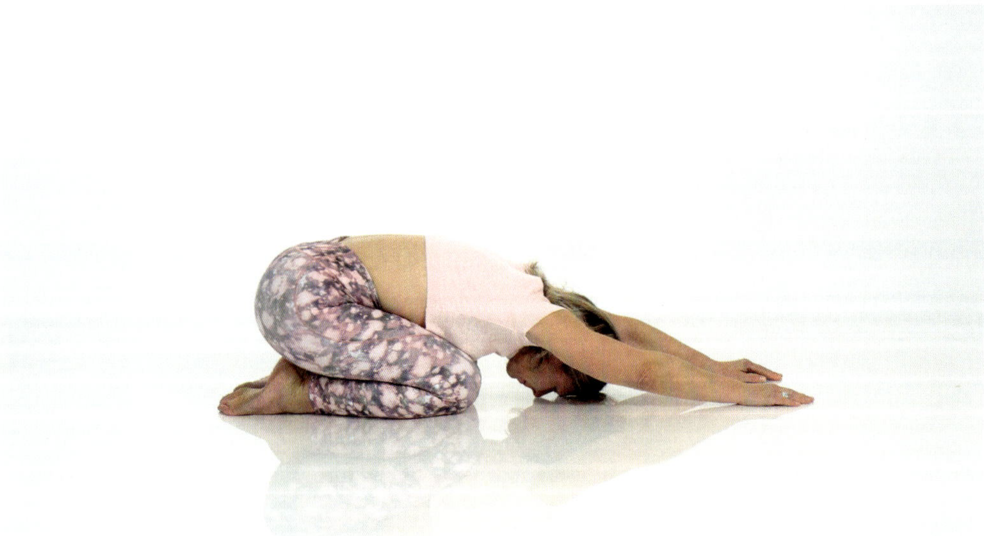

Kuh und Katze

Bei allen Übungen im Vierfüßlerstand kannst du dein Kind zu dir auf die Matte legen. Die beste Motivation für dich, schenke deinem Kind ein Lächeln.

Ausgangsposition:

Komme auf die Matte in den Vierfüßlerstand. Öffne deine Beine hüftbreit, deine Fußrücken liegen auf der Matte. Platziere die Hände schulterbreit.

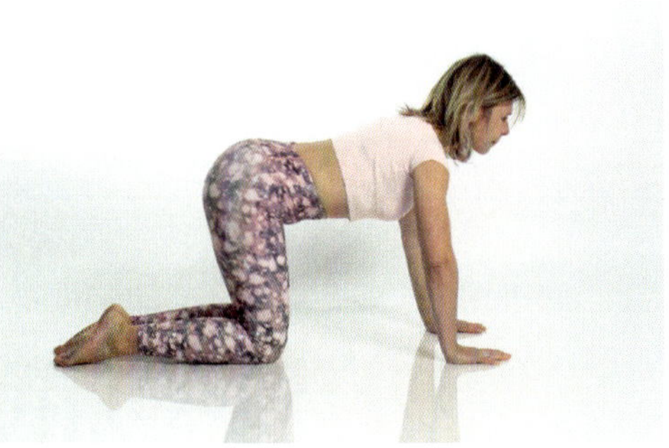

Übungsbeschreibung:

Atme durch den Mund aus, mache einen runden Rücken und ziehe dein Kinn zur Brust. Das Becken kippt nach vorne und der Beckenboden wird aktiviert.

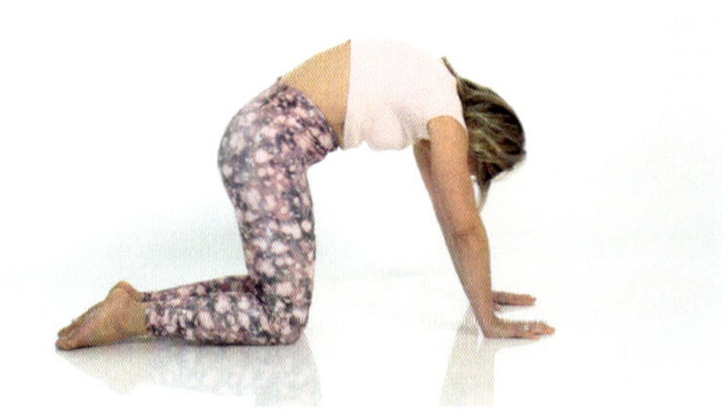

Atme durch die Nase ein, löse Wirbel für Wirbel aus dem runden Rücken, kippe dein Becken leicht nach hinten. Dein Kopf ist in Verlängerung der Wirbelsäule.

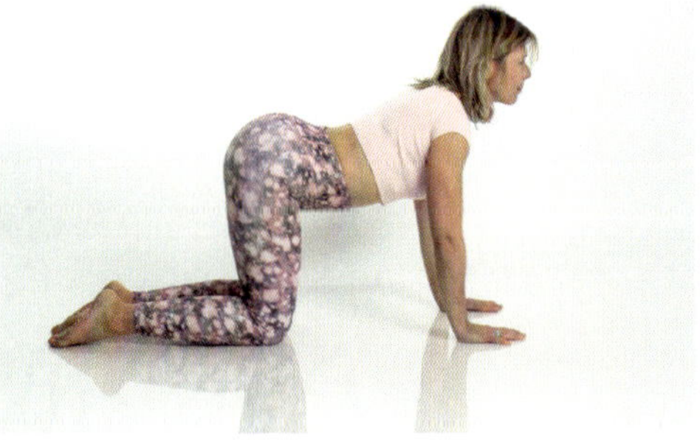

Tipp:

Vermeide ein zu starkes Hohlkreuz.

Knieheber

Variante 1:

Ausgangsposition:

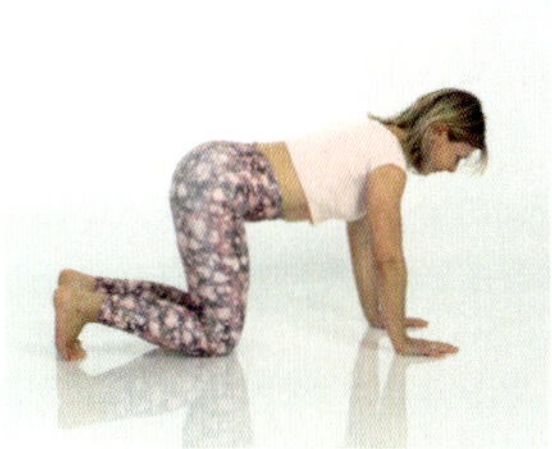

Komme auf die Matte in den Vierfüßlerstand. Öffne deine Beine hüftbreit, deine Fußspitzen stellst du auf der Matte auf.

Übungsbeschreibung:

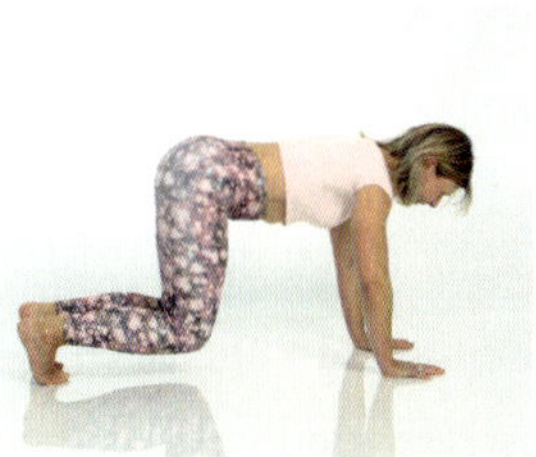

Atme tief durch die Nase ein. Mit der nächsten Ausatmung durch den Mund hebst du deine Knie ein paar Zentimeter vom Boden ab. Deine Fußspitzen und deine Hände tragen das Gewicht. Achte auf deine Körperhaltung. Vermeide einen Rundrücken oder ein Hohlkreuz. Es reicht, wenn deine Knie wenige Zentimeter vom Boden abheben.

Atme ganz ruhig weiter und halte die Spannung. Zähle langsam bis 8 und senke dann deine Knie wieder ab.

Variante 2:

Ausgangsposition:

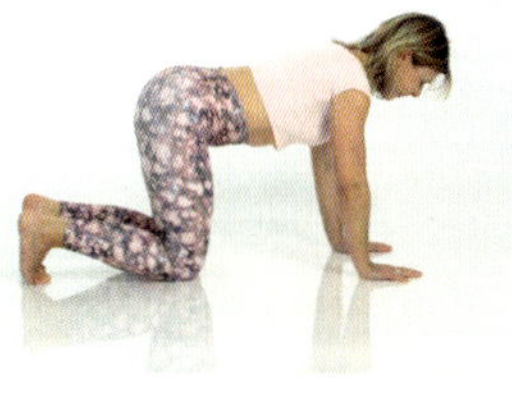

Komme auf die Matte in den Vierfüßlerstand. Öffne deine Beine hüftbreit, deine Fußspitzen stellt du auf der Matte auf.

Übungsbeschreibung:

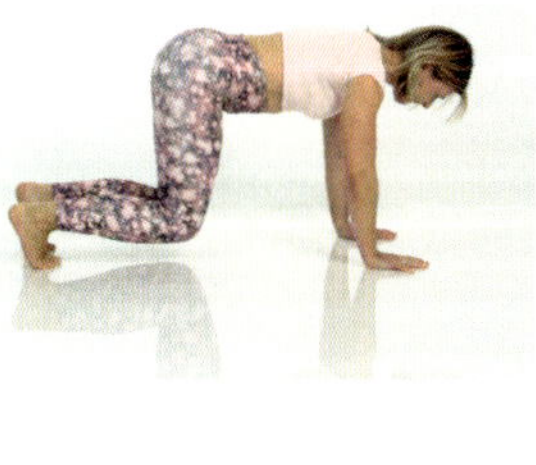

Atme tief durch die Nase ein. Mit der nächsten Ausatmung durch den Mund hebst du deine Knie ein paar Zentimeter vom Boden ab.

Atme ganz ruhig weiter und federe mit den Knien sanft in der Luft. Zähle langsam bis 8 und senke dann deine Knie wieder ab.

Variante 3:

Ausgangsposition:

Komme auf die Matte in den Vierfüßlerstand. Öffne deine Beine hüftbreit, deine Fußspitzen stellt du auf der Matte auf.

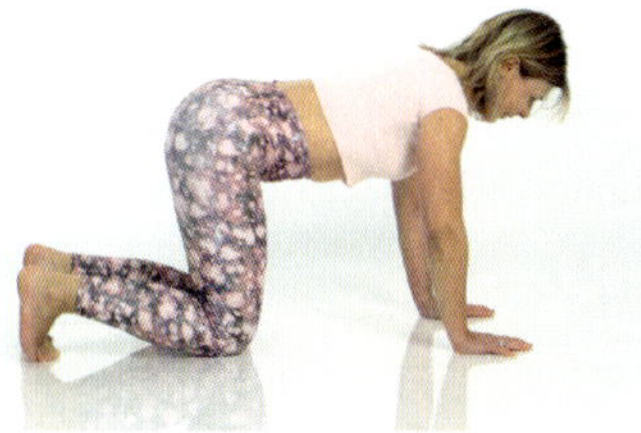

Übungsbeschreibung:

Atme tief durch die Nase ein. Mit der nächsten Ausatmung durch den Mund hebst du deine Knie ein paar Zentimeter vom Boden ab. Die Knie bleiben bei Variante 3 die ganz Zeit weg vom Boden.

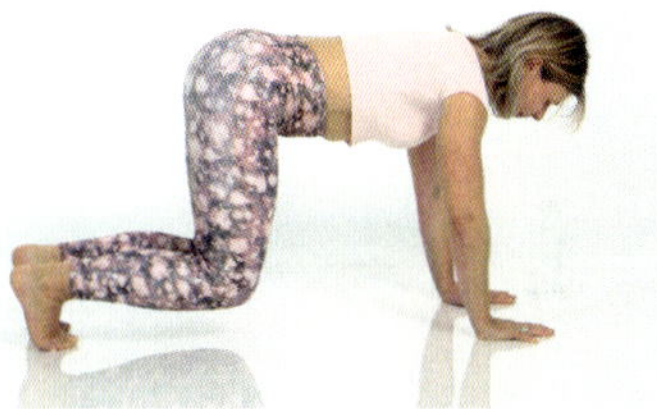

Atme ein, halte die Position in der Mitte. Mit der nächsten Ausatmung schiebst du deine beiden Knie nach rechts. Mit dem Einatmen kommst du zurück zur Mitte. Mit dem Ausatmen durch den Mund schiebst du deine Knie nach links.

Deine Knie bleiben während der gesamten Zeit in der Luft.

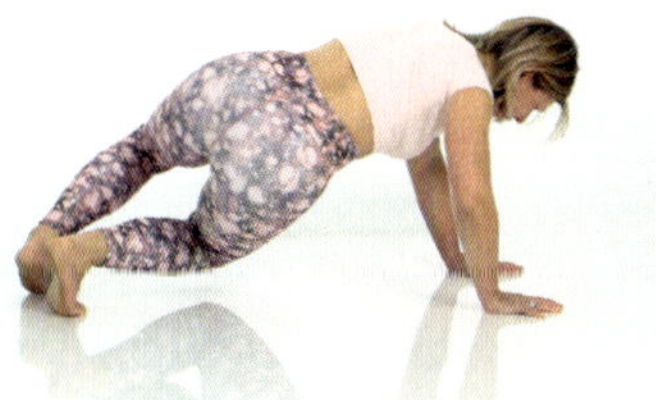

Ausatmen durch den Mund, die Knie nach rechts und links im Wechsel schieben. Beim Einatmen bringst du deine Knie zur Mitte.

Wiederhole die sehr intensive Variante pro Seite viermal.

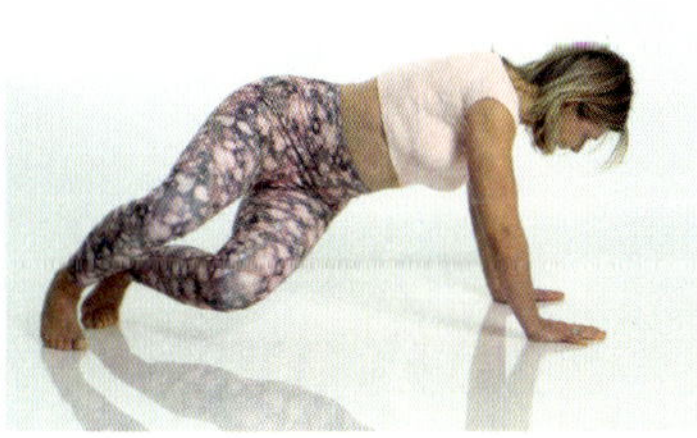

Plus:

Der „Knieheber" trainiert deine Bauchmuskulatur, ohne den Beckenboden zu belasten. Die drei Varianten bieten dir Abwechslung und ermöglichen dir eine Steigerung des Trainingseffekts.

Po-Push

Ausgangsposition:

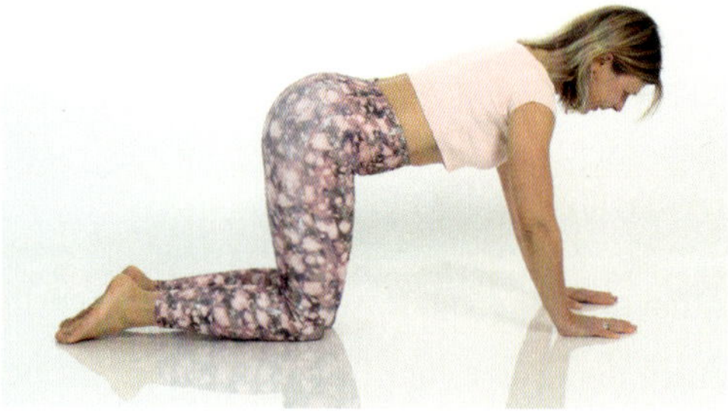

Komme in den Vierfüßlerstand und gehe weiter in den Ellbogenstütz. Deine Handflächen liegen auf der Matte, die Fingerspitzen schauen nach vorne.

Spanne Bauch und Rücken an, dein Kopf ist die Verlängerung der Wirbelsäule, dein Blick geht in Richtung Boden.

Übungsbeschreibung:

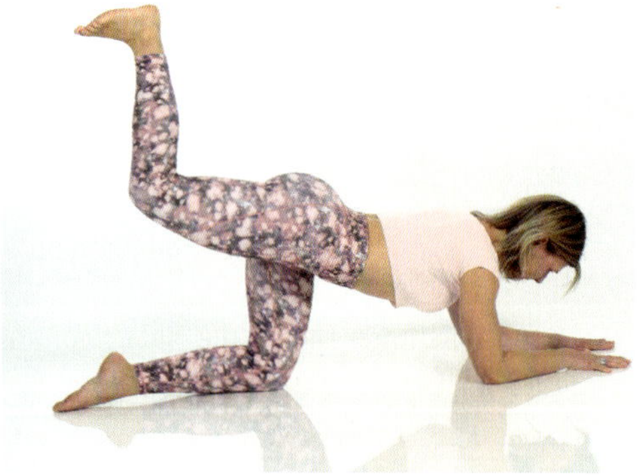

Nimm nun dein rechtes Bein im 90°-Winkel nach oben. Die Fußsohle schaut zur Decke. Blicke über deine rechte Schulter, um deine Position zu kontrollieren.

Mache kleine Bewegungen mit dem gebeugten Bein in Richtung Decke. Atme ganz ruhig weiter.

Wiederhole die „Po-Pushes" 25-mal und wechsle dann auf dein linkes Bein.

Plus:

Diese Übung stärkt deine Gesäßmuskulatur. Führe sie gleichmäßig aus, um die Muskeln möglich stark zu fordern.

Mama-Liegestütz

Variante 1:

Ausgangsposition:

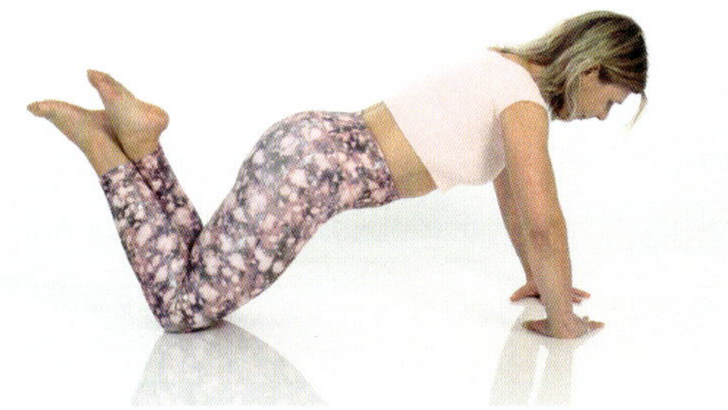

Komme in den Vierfüßlerstand auf die Matte. Positioniere deine Arme unter den Schultern, die Fingerspitzen schauen zueinander. Nimm deine Knie nun so weit nach hinten, bis du spürst, dass sich die Bauchmuskeln anspannen. Lege deine Beine übereinander. Vermeide unbedingt einen Rundrücken oder ein Hohlkreuz. Dein Oberkörper ist wie ein Brett angespannt.

Übungsbeschreibung:

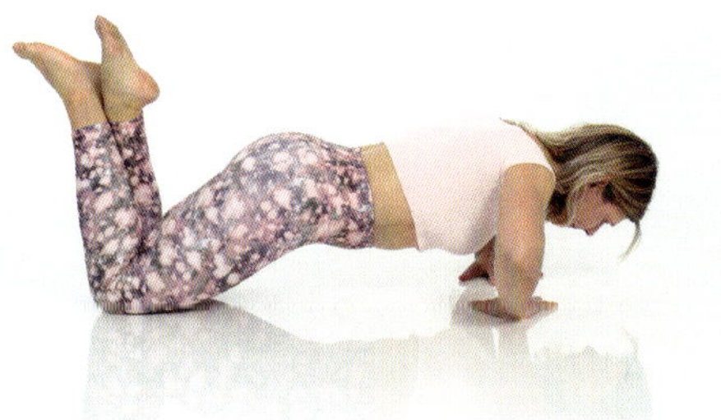

Atme durch die Nase ein, beuge deine Arme nach außen und gehe mit Körperspannung langsam in Richtung Boden. Halte deinen Oberkörper in der Luft. Atme durch den Mund aus, strecke die Arme durch und schiebe den Oberkörper zurück nach oben. Deine Hüfte schaut während des Beugens und Streckens der Arme nach vorne.

Variante 2:

Ausgangsposition:

Komme in die Plank-Position. Stütze dich auf deinen Unterarmen und deinen Zehenspitzen ab. Dein ganzer Körper ist angespannt. Vermeide es, den Po nach oben zu schieben oder den Rücken durchhängen zu lassen. Dein Oberkörper und deine Beine bilden eine Linie. Deine Handflächen liegen auf dem Boden auf und die Fingerspitzen schauen nach vorne.

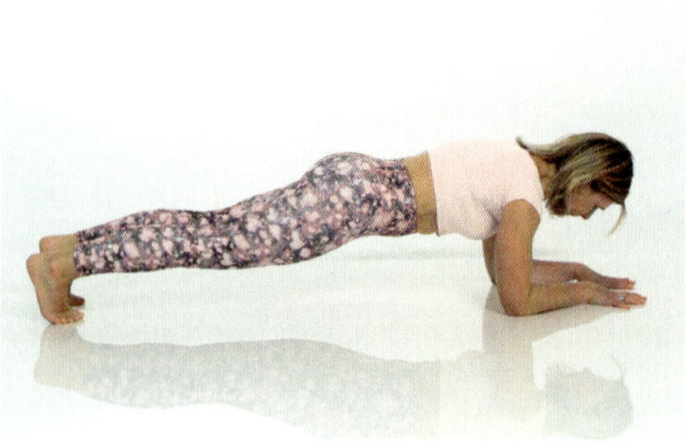

Übungsbeschreibung:

Beim Ausatmen durch den Mund hebst du dein rechtes, lang gestrecktes Bein weit vom Boden ab.

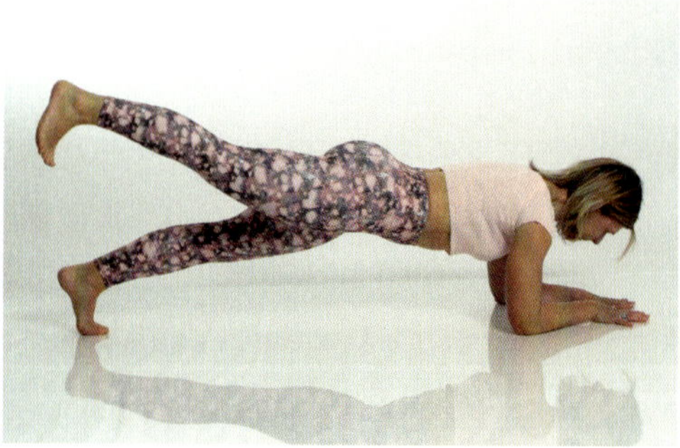

Wenn du durch die Nase einatmest, setzt du die Fußspitze wieder auf dem Boden ab..

Beim Ausatmen erfolgt der Beinwechsel.

Hebe jedes Bein fünfmal vom Boden ab.

Plus:

Diese Übung strafft Bauch, Taille und Po intensiv.

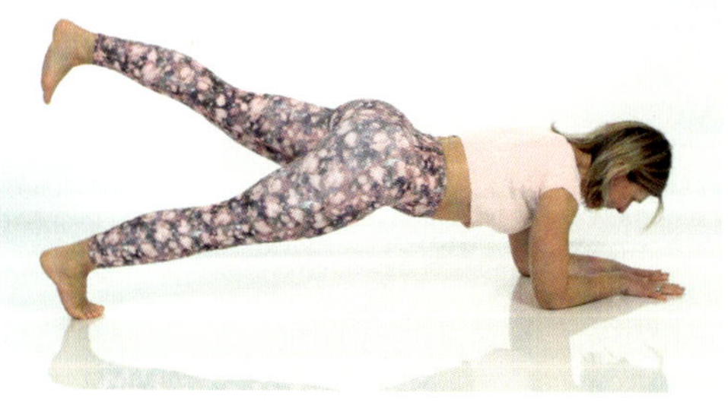

Variante 3:

Ausgangsposition:

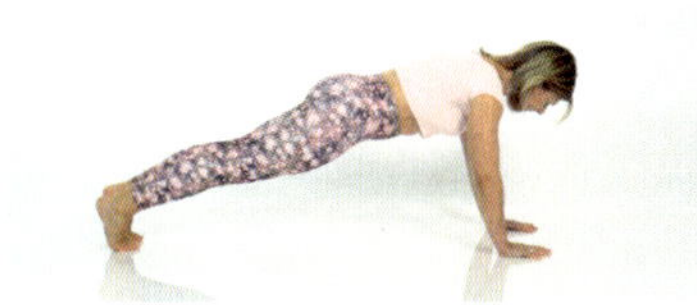

Komme in die Plank-Position. Stütze dich mit ausgestreckten Armen auf deinen Händen und Zehenspitzen ab. Dein Körper ist angespannt und deine Hüfte schaut nach vorne.

Übungsbeschreibung:

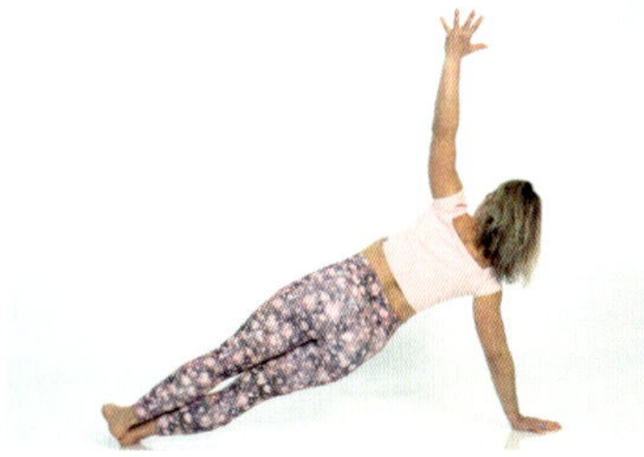

Zähle langsam bis 5, halte dabei die Position und atme ruhig weiter.

Drehe dich nun über die Seite, ohne den Oberkörper auf der Matte abzulegen. Stütze dich auf deine rechte Hand und nimm den linken Arm lang gestreckt nach oben. Zähle auch hier bis 5 und halte das Gleichgewicht. Atme ruhig weiter.

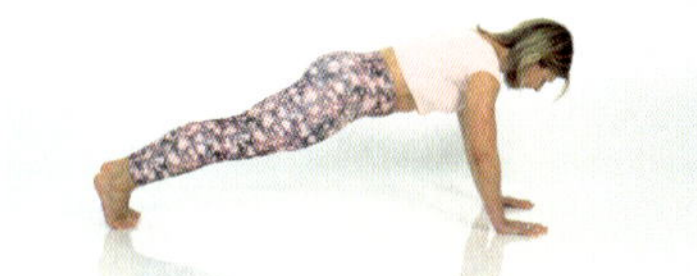

Drehe dich wieder in die Plank-Position mit lang ausgestreckten Armen zurück zur Mitte. Halte die Position für fünf Sekunden.

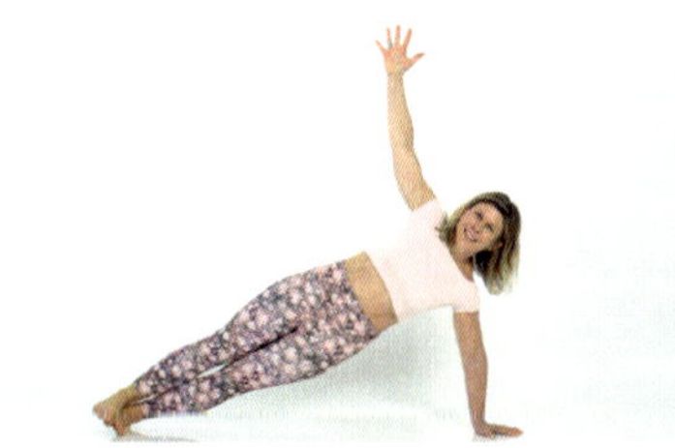

Drehe dich nun über die andere Seite und stütze dich auf deine linke Hand. Nimm den rechten Arm gestreckt nach oben und zähle wieder bis 5. Halte die Position und atme ruhig weiter.

Drehe dich ein letztes Mal zurück zur Mitte in die Plank-Position und halte die Körperspannung für fünf Sekunden.

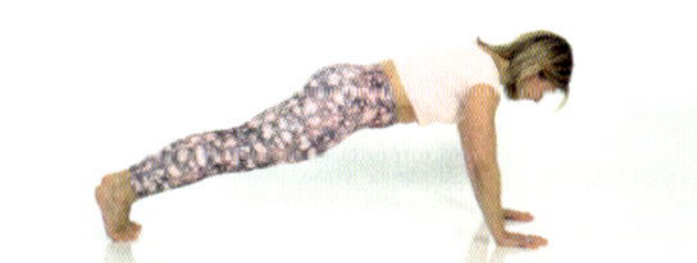

Geschafft! Klasse!

Tipp:

Variante 1 ist für Einsteiger optimal geeignet. Wenn du dein Training intensivieren möchtest, steigere dich von Variante 2 zu 3.

Hüftkreiser

Ausgangsposition:

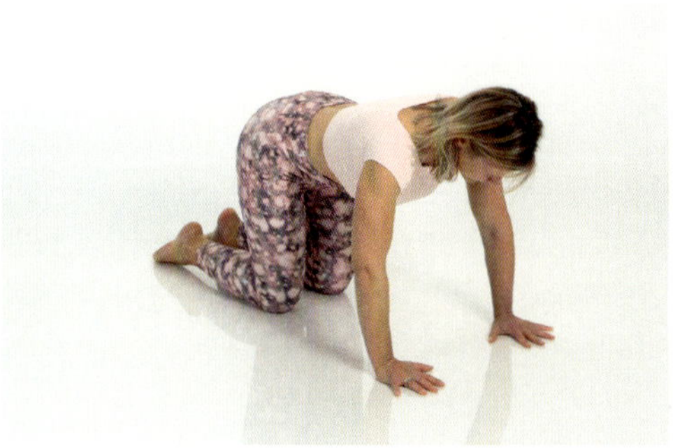

Komme auf die Matte in den Vierfüßlerstand. Öffne deine Beine hüftbreit, deine Fußrücken liegen auf der Matte.

Die Hüfte schaut nach vorne. Dein Kopf ist die Verlängerung der Wirbelsäule und dein Blick geht in Richtung Boden.

Übungsbeschreibung:

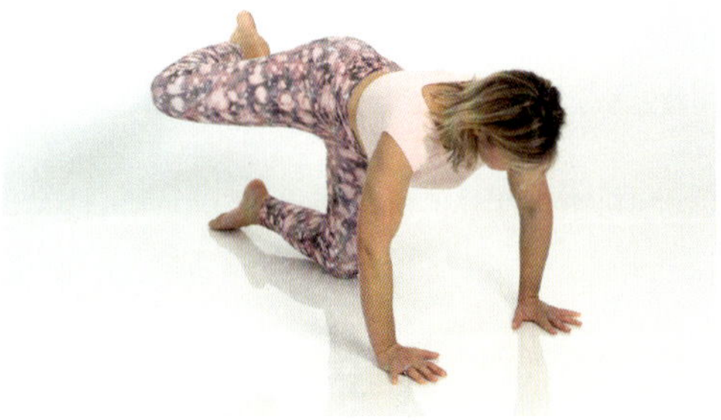

Kreise nun das gebeugte rechte Bein langsam, aber dynamisch, viermal zuerst im Uhrzeigersinn und im Anschluss viermal gegen den Uhrzeigersinn.

Wechsle im Anschluss auf das linke Bein und wiederhole das Hüftkreisen auch hier je viermal im und gegen den Uhrzeigersinn.

Plus:

Diese Übung mobilisiert dein Hüftgelenk und macht es beweglicher.

4.3 Übungen in der Rückenlage

Die nachfolgenden drei Bauchmuskelübungen sind für dich geeignet, wenn sich deine geraden Bauchmuskeln wieder zusammengezogen haben.
Mehr dazu findest du in Kap. 1 (Rektusdiastase-Selbsttest).

Bauchmuskelübungen pst!

Ausgangsposition:

Lege dich auf den Rücken. Drücke deinen unteren Rücken bewusst in die Matte, um ein Hohlkreuz zu vermeiden. Stelle die Beine angewinkelt auf die Matte.

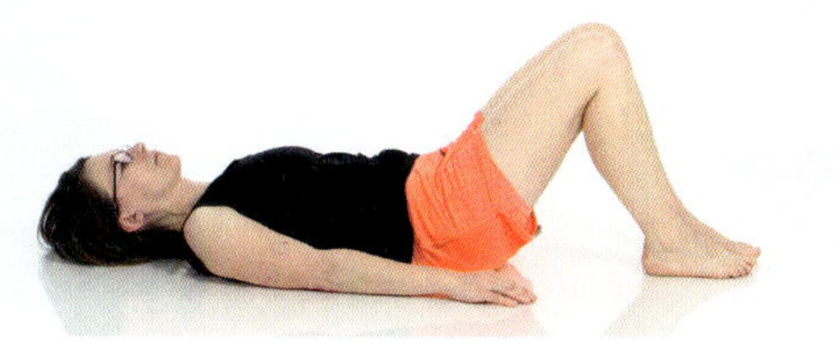

Übungsbeschreibung:

Strecke deine Arme rechts an den aufgestellten Beinen vorbei. Hebe deinen Oberkörper sanft nach oben. Zur Sicherung des Beckenbodens sagst du beim Abheben: „Pst!" Den Oberkörper wieder ablegen.

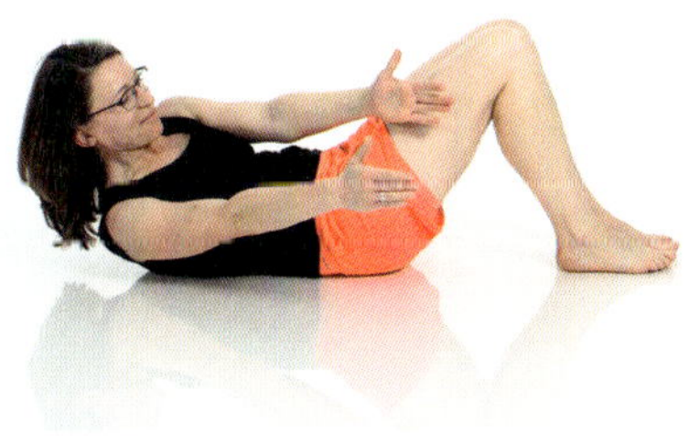

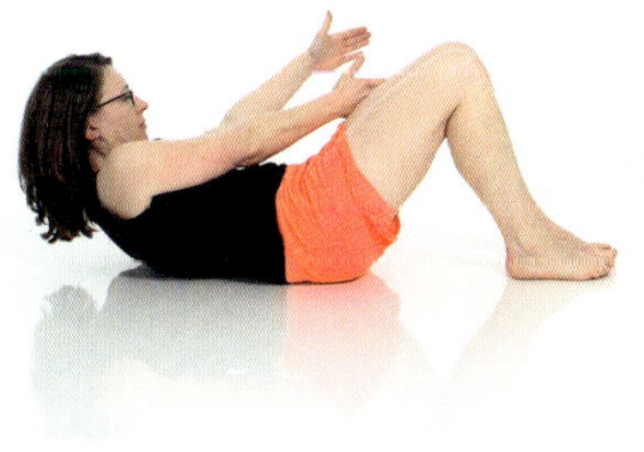

Wiederhole diese seitlichen Situps achtmal und wechsle dann auf die linke Seite.

Variante 1:

Ausgangsposition:

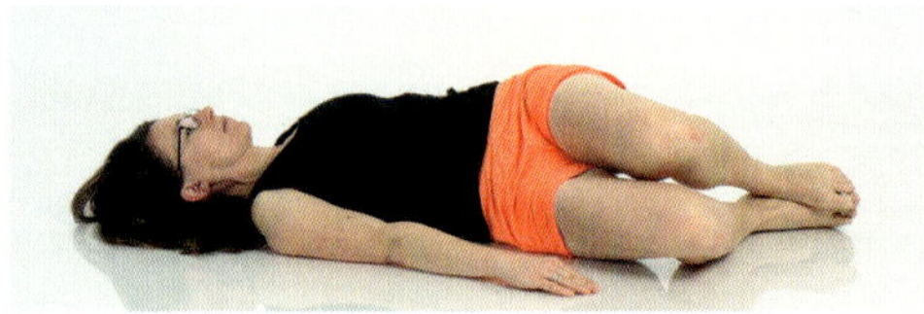

Lege dich auf deinen Rücken. Stelle die Beine auf und lasse sie auf die rechte Seite kippen.

Übungsbeschreibung:

Versuche, die Knie in Richtung Boden zu drücken. Nimm deine Hände zu den Schläfen und hebe deinen Oberkörper beim Ausatmen vom Boden nach oben ab. Beim Einatmen den Oberkörper absenken und ihn kurz vor dem Boden in der Luft halten.

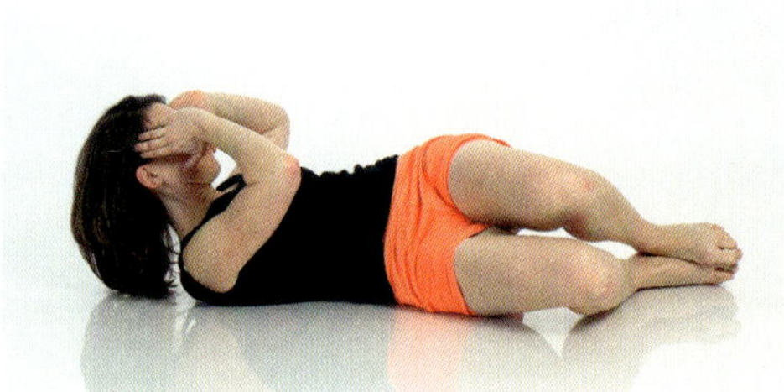

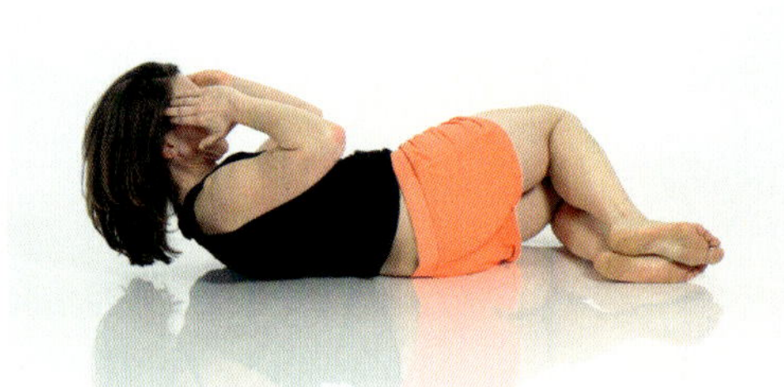

Wiederhole diese Übung achtmal und kippe dann die angestellten Beine zur linken Seite.

Variante 2:

Ausgangsposition:

Lege dich auf den Rücken. Stelle deine Beine auf. Beuge deine Arme und nimm deine Finger an die Schläfe.

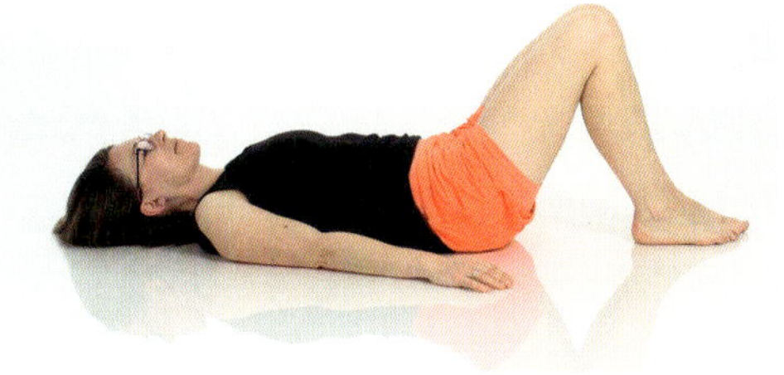

Übungsbeschreibung:

Hebe deinen Kopf und den oberen Rücken vom Boden ab. Ziehe deine Beine angewinkelt zum Oberkörper.

Bringe nun gegengleich deinen rechten Ellbogen zum angewinkelten linken Knie. Strecke dein rechtes Bein lang nach vorne. Je höher du das gestreckte Bein nimmst, desto leichter fällt dir diese Übung. Für eine echte Herausforderung senkst du das gestreckte Bein bis kurz vor dem Boden ab.

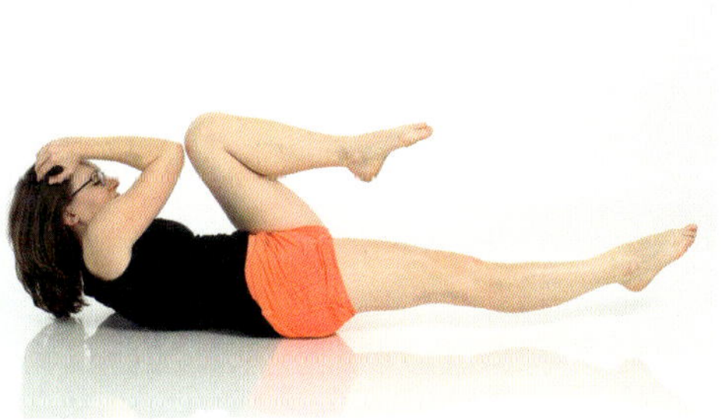

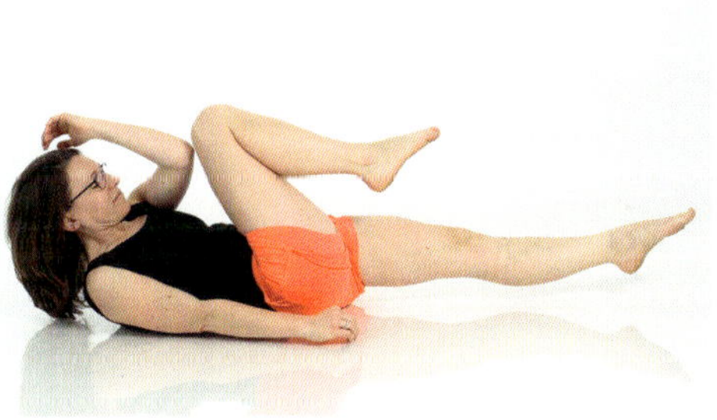

Wechsle dynamisch immer vom rechten Ellbogen und dem linken Knie auf den linken Ellbogen und das rechte Knie. Halte das lang gestreckte Bein immer in der Luft.

Wiederhole die Übung achtmal pro Seite.

Die Brücke

Ausgangsposition:

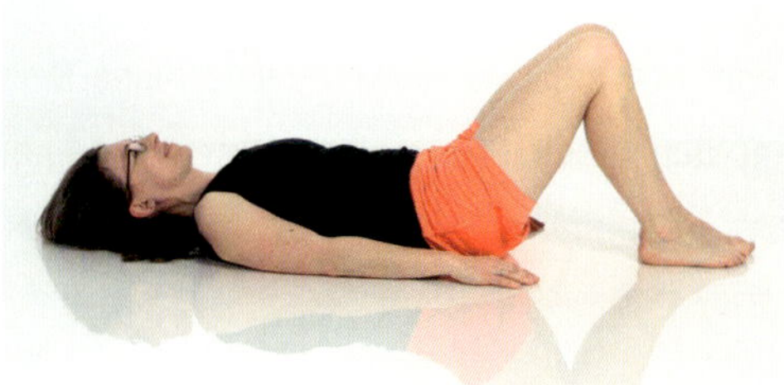

Lege dich auf den Rücken. Beuge die Beine und stelle die Füße auf. Deine Arme liegen neben dem Oberkörper auf der Matte. Dein Kopf bleibt am Boden liegen.

Übungsbeschreibung:

Rolle nun Wirbel für Wirbel nach oben und hebe dein Becken an. Spanne den Po an und hebe ihn vom Boden ab.

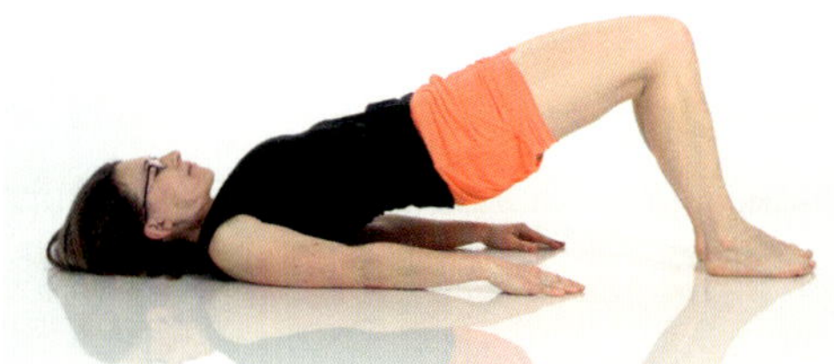

Mache nun sehr kleine Bewegungen mit dem Becken in Richtung Decke. Atme ganz ruhig weiter. Dein Po bleibt die ganze Zeit in der Luft.

Wiederhole diese kleinen Pushes 25-mal und lege langsam deinen Po wieder auf der Matte ab.

Variante:

Drücke während der kleinen Pushes deine Knie zusammen. Das intensiviert die Übung.

Plus:

Die „Brücke" ist ein echtes Multitalent. Sie stärkt deinen Beckenboden, kräftigt deine Pomuskulatur, sorgt für eine aufrechten Gang und strafft das Bindegewebe.

Variante 1:

Ausgangsposition:

Lege dich auf den Rücken. Beuge deine Beine und stelle die Füße auf. Deine Arme liegen neben dem Oberkörper auf der Matte. Dein Kopf bleibt am Boden liegen.

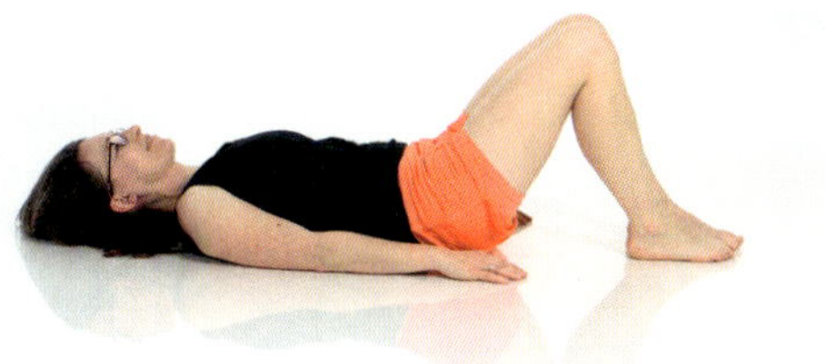

Übungsbeschreibung:

Rolle nun Wirbel für Wirbel nach oben und hebe dein Becken an. Spanne den Po an und hebe ihn vom Boden ab.

Strecke nun dein rechtes Bein in die Luft und mache kleine Bewegungen mit dem Becken nach oben. Atme ruhig weiter und lasse die Hüfte die ganze Zeit in der Luft.

Wiederhole die Übung 25-mal, lege deinen Po langsam ab und mache eine kleine Pause. Wechsle dann auf das linke Bein und mache auch 25 Wiederholungen mit dem lang gestreckten Bein.

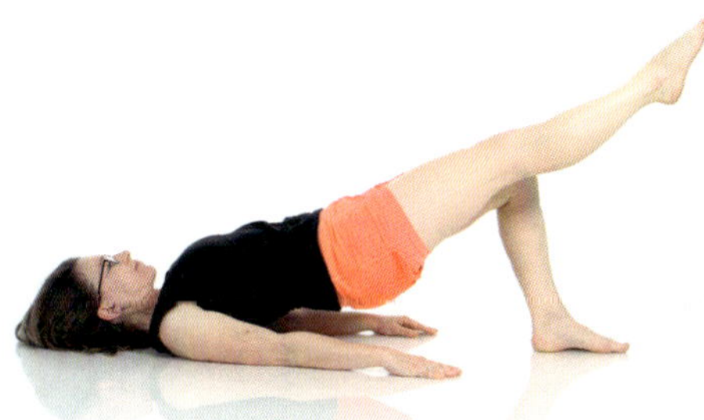

Variante 2:

Ausgangsposition:

Lege dich auf den Rücken. Winkle die Beine an und stelle die Füße auf. Deine Arme liegen neben dem Oberkörper auf der Matte. Dein Kopf bleibt am Boden liegen.

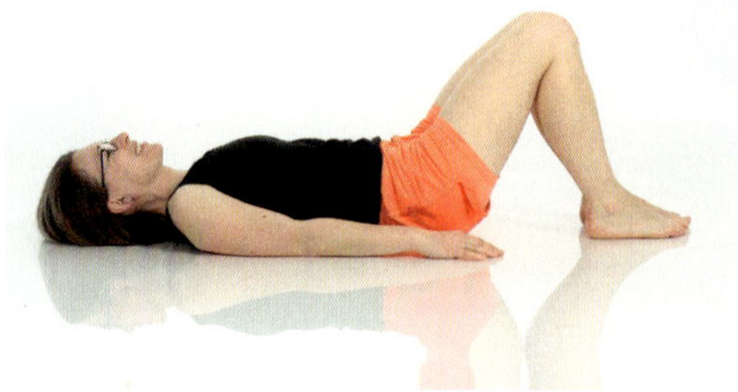

Übungsbeschreibung:

Rolle nun Wirbel für Wirbel nach oben und hebe dein Becken an. Spanne den Po an und hebe ihn vom Boden ab.

Hebe nun die Fersen vom Boden ab. Das Gewicht liegt auf den Fußspitzen.

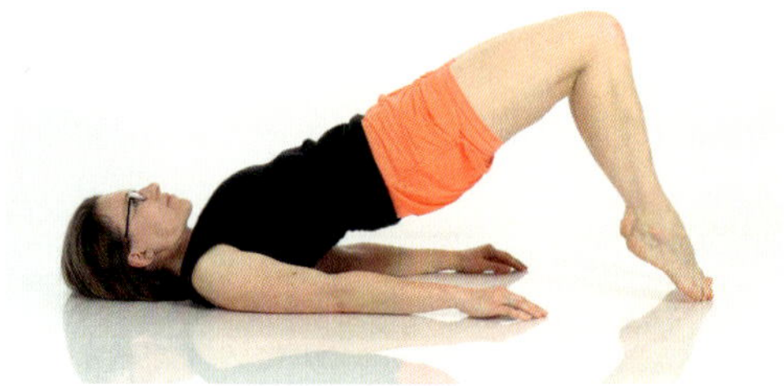

Halte die Position und zähle bis 25. Lege dann langsam deinen Po ab und entspanne.

Variante 3:

Für einen knackigen Po könnt ihr die Übung noch etwas steigern. Anstatt auf den Fußspitzen zu halten, machst du kleine Pushes mit dem Becken nach oben. Wiederhole diese Variante 25-mal. Senke deinen Po langsam auf die Matte ab und entspanne.

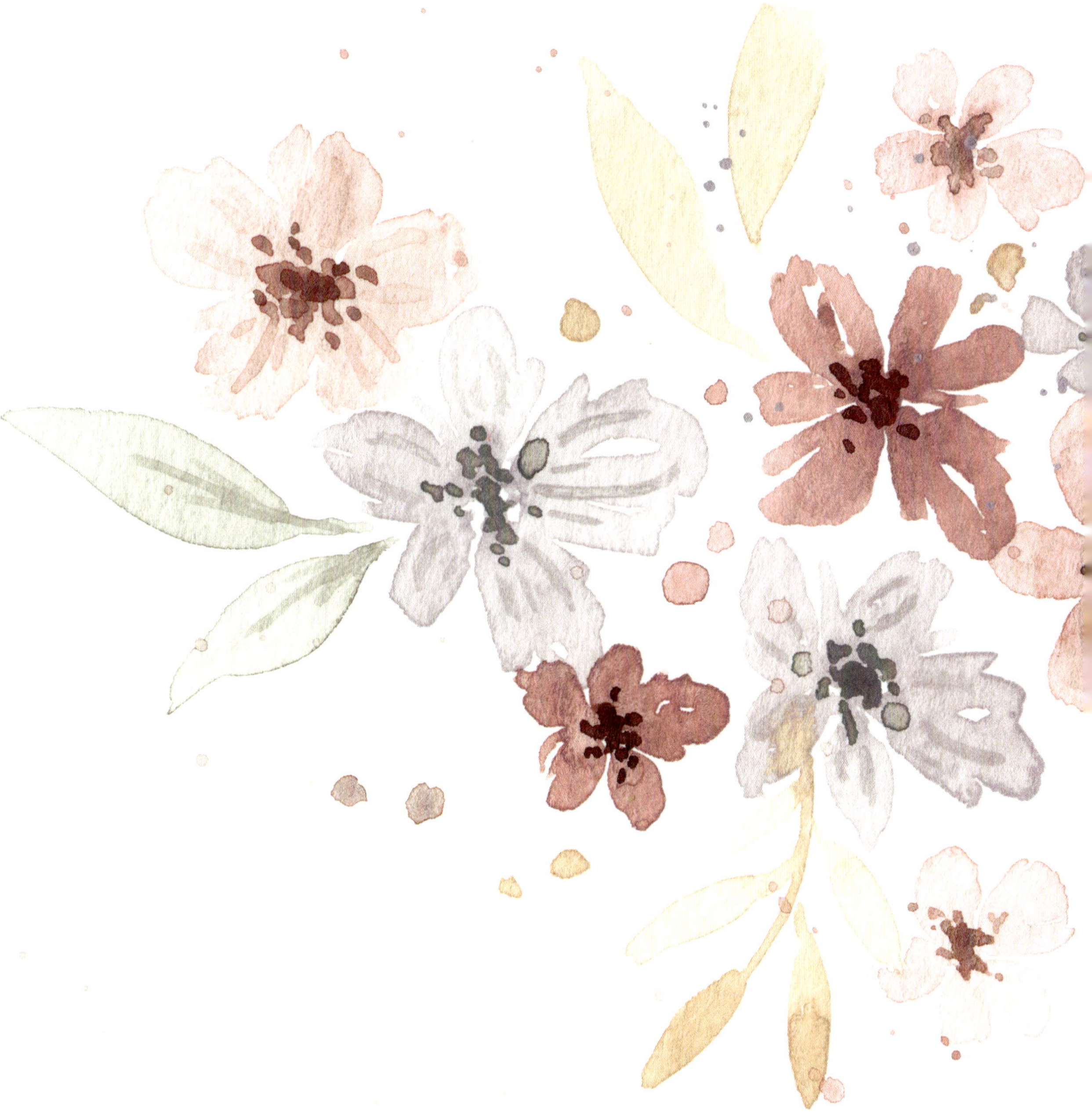

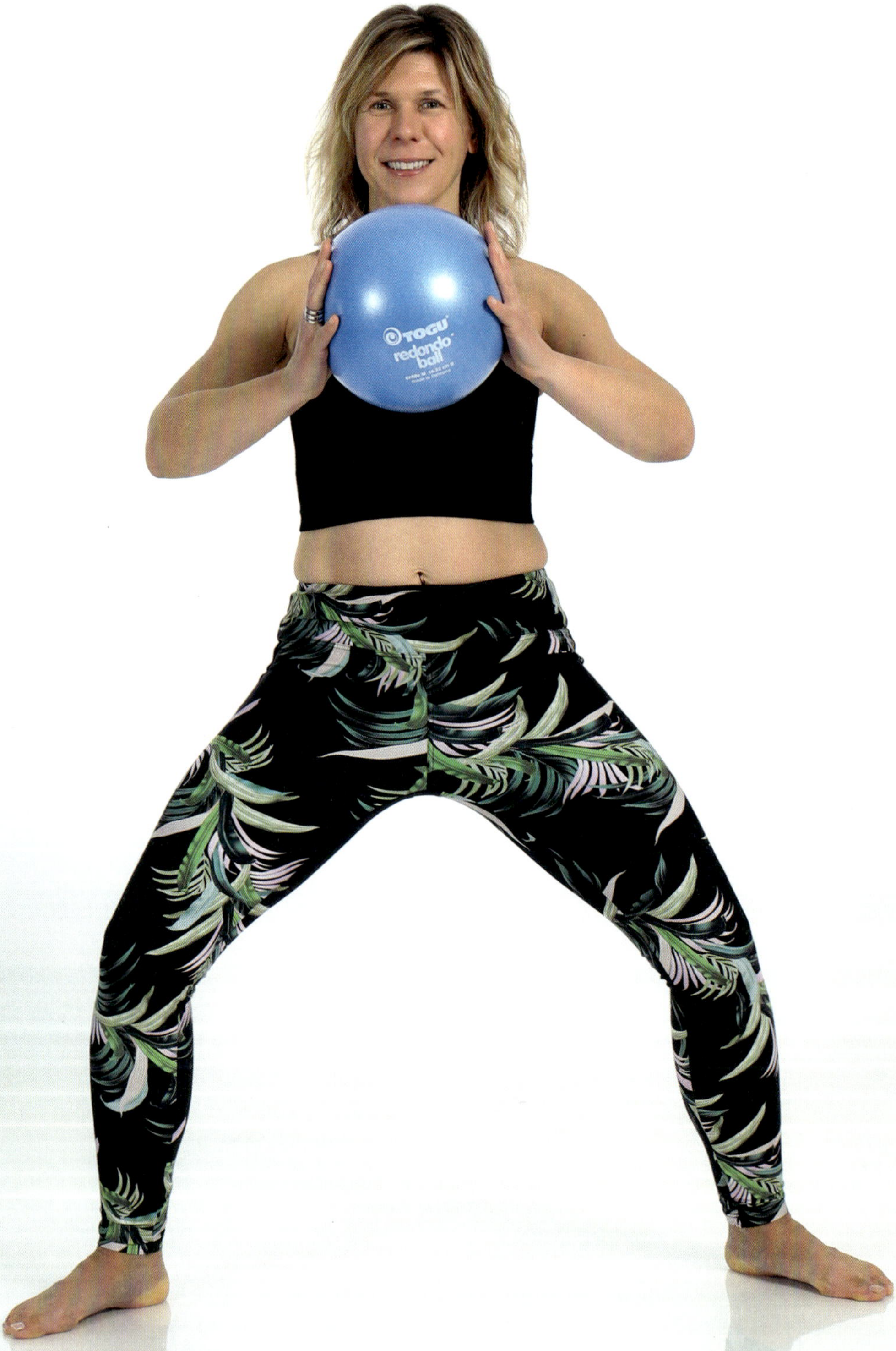
TOGU
redondo ball

Kapitel 5:
Übungen mit dem Redondo®-Ball

Kapitel 5:
Übungen mit dem Redondo®-Ball

Der Redondo®-Ball ist mein absoluter Favorit, um den Beckenboden zu stärken. Um effektiv damit zu trainieren, solltest du ihn etwas „platt" lassen und nicht komplett mit Luft füllen.

5.1 Im Stand

Der Flamingo 1

Ausgangsposition:

Nimm den Redondo®-Ball in die rechte Hand. Stelle dich hüftbreit hin. Dein Rücken ist aufrecht, deine Schultern sind ganz entspannt.

Übungsbeschreibung:

Starte mit deinem rechten Bein als Standbein. Dein Knie ist leicht gebeugt. Nimm dein linkes Bein im 90°-Winkel nach oben. Öffne deine Arme weit zur Seite und atme dabei durch die Nase ein. Beim Ausatmen durch den Mund bringst du deine Arme nach vorne auf Brusthöhe und übergibst den Redondo®-Ball in die linke Hand. Öffne deine Arme mit der nächsten Einatmung wieder nach außen.

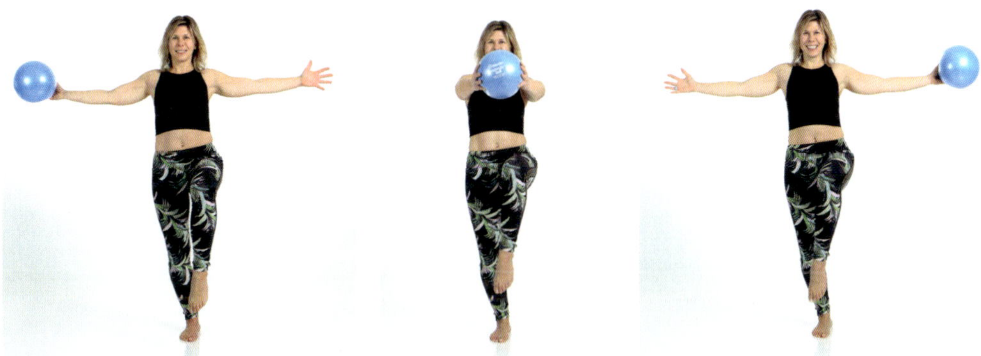

Einatmen und die Arme weit öffnen – ausatmen und den Redondo®-Ball übergeben.

Wiederhole diese Beckenbodenübung achtmal und wechsle dann dein Standbein.

Variante:

Wenn du diese Übung intensivieren möchtest, wirf den Redondo®-Ball beim Ausatmen von einer Hand zur anderen.

Hip-Hop

Ausgangsposition:

Finde eine lockere Position im Stand. Nimm den Redondo®-Ball in beide Hände.

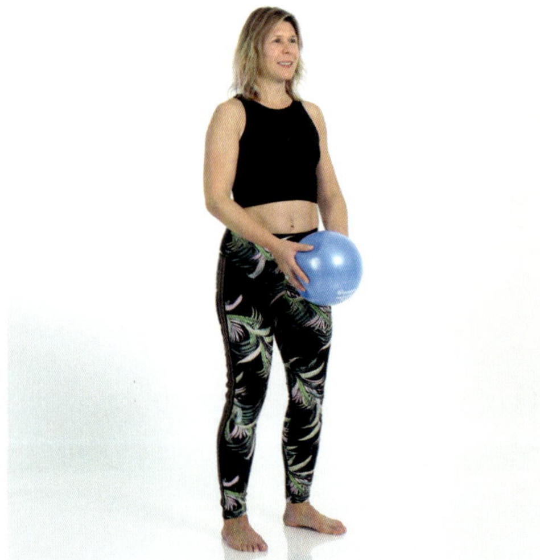

Übungsbeschreibung:

Wirf den Redondo®-Ball nach oben in die Luft und sage dazu laut: „Hip!" Beim Auffangen des Balls sagst du laut: „Hop!" Die Laute „Hip" und „Hop" schützen deinen Beckenboden vor Überlastung.

Tipp:

„Hip-Hop" ist auch ein tolles Spiel mit Kindern oder einer Freundin. Stellt euch gegenüber oder im Kreis auf und werft euch den Ball mit „Hip" zu und fangt ihn mit „Hop" auf.

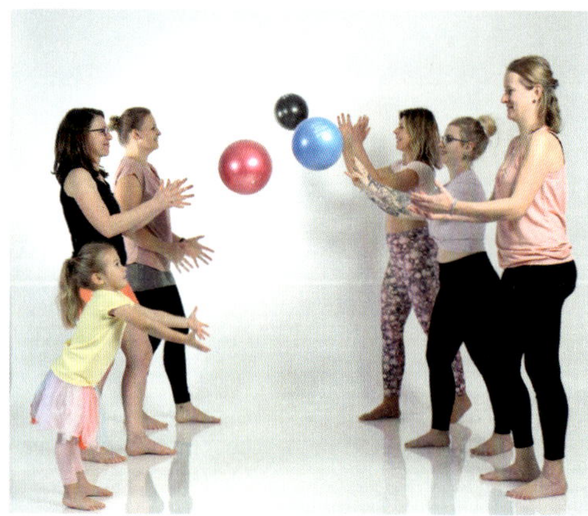

Fußmassage

Ausgangsposition:

Lege den Redondo®-Ball vor dir auf den Boden. Finde eine lockere Position im Stand.

Übungsbeschreibung:

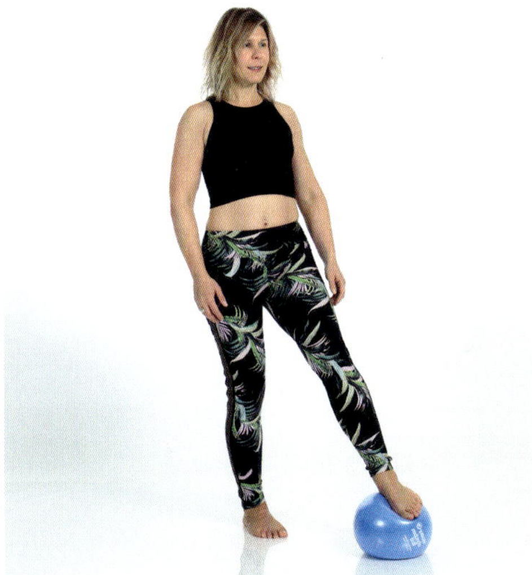

Starte mit dem rechten Bein als Standbein. Massiere zuerst nur deinen linken Fuß. Rolle mit der Ferse, dem Fußballen, dem Fußrücken, der Innen- und Außenkante über den Redondo®-Ball. Lasse dir Zeit.

Bevor du die Seite wechselst, stelle beide Füße am Boden ab und spüre, wie sich dein massierter Fuß anfühlt.

Die Übung verbessert die Beweglichkeit deines Fußes und dein Gleichgewichtsgefühl.

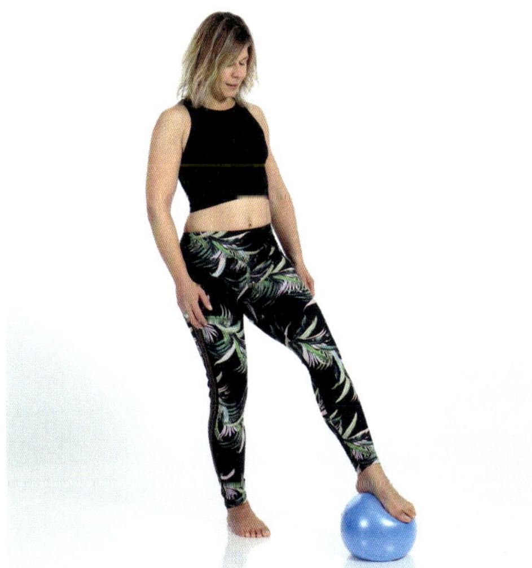

Tipp:

Mache diese Übung gerne barfuß und schließe deine Augen.

Der Flamingo 2

Ausgangsposition:

Nimm den Redondo®Ball in die rechte Hand. Starte mit deinem rechten Bein als Standbein. Dein Knie ist leicht gebeugt. Nimm dein linkes Bein im 90°-Winkel nach oben.

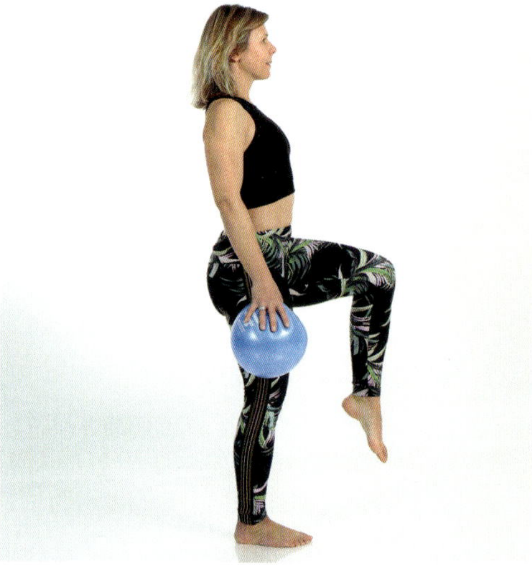

Übungsbeschreibung:

Beim Ausatmen durch den Mund drückst du mit deiner Handfläche den Redondo®-Ball gegen deinen Oberschenkel. Halte die Position.

Beim Einatmen durch die Nase entspanne und nimm den Druck vom Redondo®-Ball.

Wiederhole das Drücken und Loslassen achtmal und wechsle im Anschluss das Standbein.

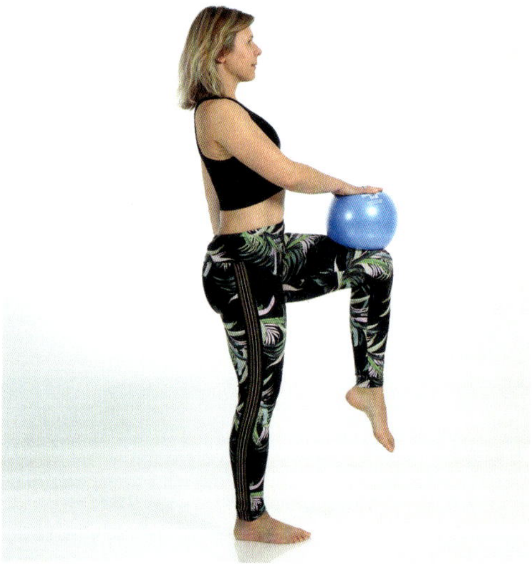

Buddha Press

Ausgangsposition:

Stelle dich mehr als hüftbreit hin. Deine Fußspitzen schauen nach außen, deine Knie sind leicht gebeugt. Kippe dein Becken sanft nach vorne für mehr Stabilität.

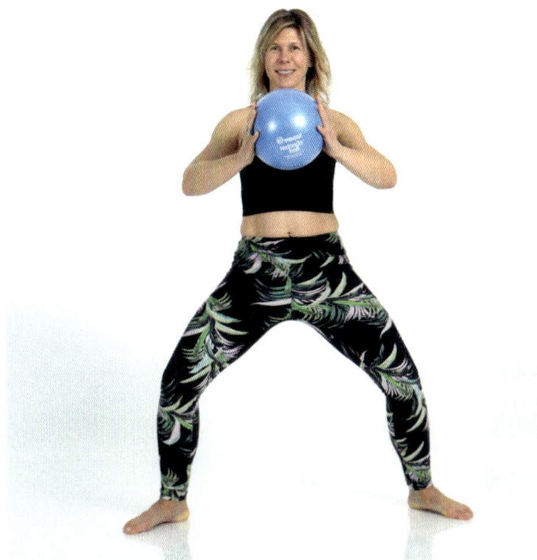

Übungsbeschreibung:

Nimm den Redondo®-Ball zwischen deine Handflächen und beuge deine Arme. Positioniere deine Arme auf Brusthöhe. Atme durch den Mund aus, drücke den Redondo®-Ball fest zusammen. Aktiviere deinen Beckenboden und halte die Position. Atme durch die Nase ein, löse den Druck vom Redondo-Ball® und entspanne deinen Beckenboden.

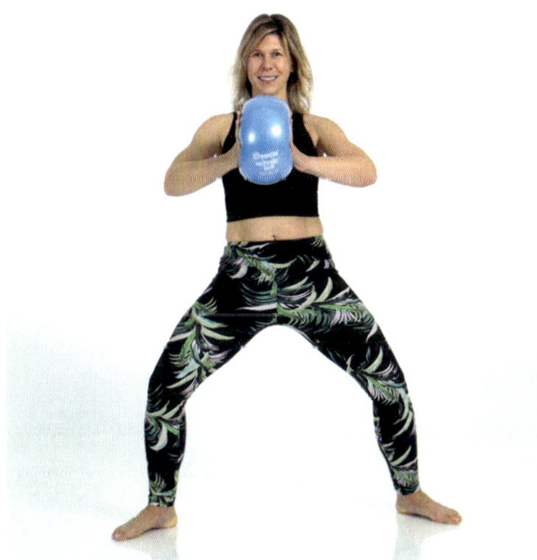

Ausatmen – den Redondo®-Ball fest zusammendrücken.

Einatmen – lösen.

Wiederhole diese Übung achtmal.

Oberschenkeldrücker

Ausgangsposition:

Stelle dich hüftbreit hin. Deine Fußspitzen schauen nach vorne. Nimm den Redondo®-Ball zwischen deine Oberschenkel. Lege deine Handflächen auf die Oberschenkel.

Übungsbeschreibung:

Atme durch den Mund aus, drücke den Redondo®-Ball fest zusammen. Aktiviere deinen Beckenboden und halte die Position. Atme durch die Nase ein, löse den Druck vom Redondo®-Ball und entspanne deinen Beckenboden.

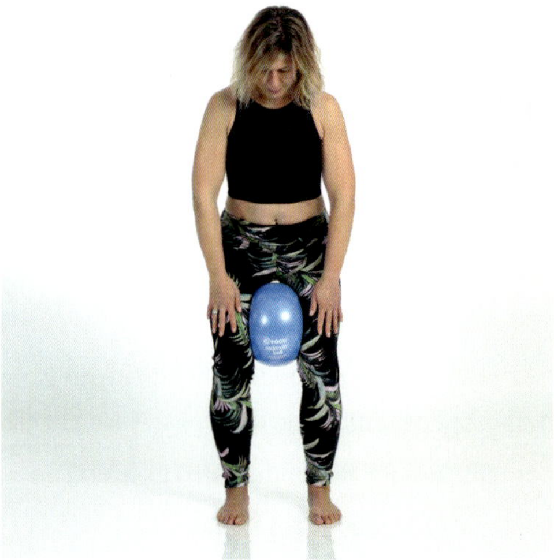

Ausatmen – den Redondo®-Ball fest zusammendrücken.

Einatmen – lösen.

Wiederhole diese Übung achtmal.

Tipp:

Gerne kannst du während der Übung deine Augen schließen, um dich ganz auf deine Atmung zu konzentrieren.

Wadendrücker

Ausgangsposition:

Stelle dich hüftbreit hin. Deine Fußspitzen schauen nach vorne. Nimm den Redondo®-Ball zwischen deine Waden. Bringe deine Arme gebeugt vor die Brust, die Handflächen berühren sich.

Übungsbeschreibung:

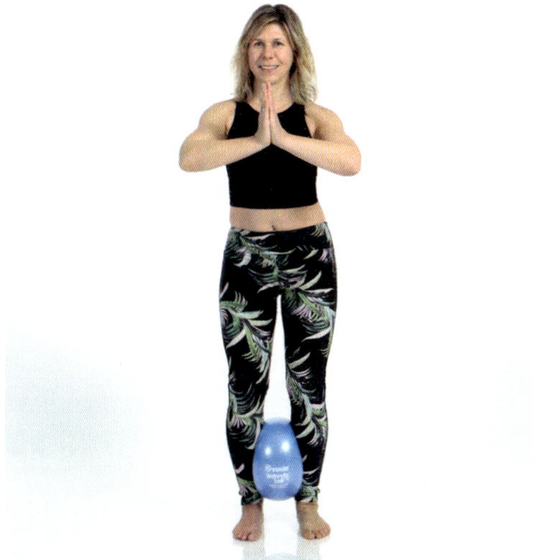

Atme durch den Mund aus. Drücke dabei den Redondo®-Ball fest zusammen, schiebe deinen Po nach hinten und baue Druck auf die Handflächen auf. Aktiviere deinen Beckenboden und halte die Position. Atme durch die Nase ein, strecke deine Arme dabei lang nach oben, löse den Druck vom Redondo®-Ball und entspanne deinen Beckenboden.

Ausatmen – den Redondo®-Ball fest zusammendrücken.

Einatmen – lösen.

Wiederhole diese Übung achtmal.

5.2 Im Vierfüßlerstand

In Balance

Ausgangsposition:

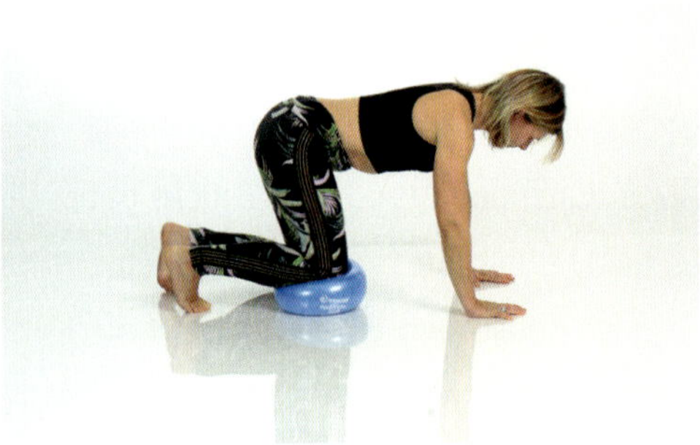

Komme in den Vierfüßlerstand auf den Boden. Positioniere dein rechtes Knie auf dem Redondo®-Ball. Stelle deine rechte Fußspitze zur Stabilisierung auf dem Boden auf. Strecke dein linkes Bein lang nach hinten. Deine Hüfte schaut nach vorne.

Übungsbeschreibung:

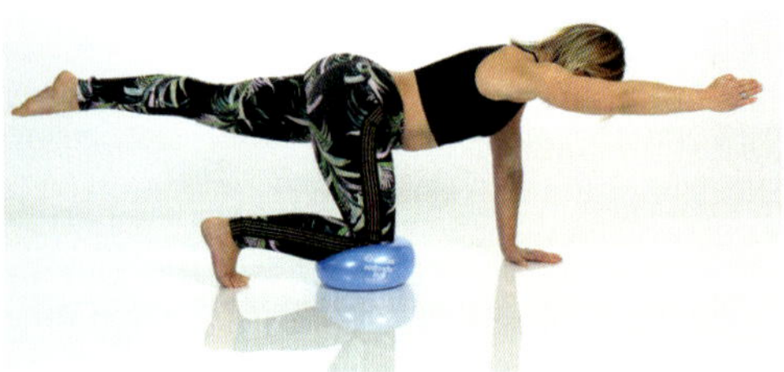

Hebe nun deinen rechten Arm und dein linkes Bein vom Boden ab und strecke sie lang nach vorne und hinten. Atme ganz ruhig weiter, halte die Balance und zähle langsam bis 8. Setze Arm und Bein ab.

Lockere dich kurz aus und wechsle dann die Seite. Halte auch hier das Gleichgewicht und zähle langsam bis 8. Wiederhole diese Übung pro Seite dreimal.

Die Raupe

Ausgangsposition:

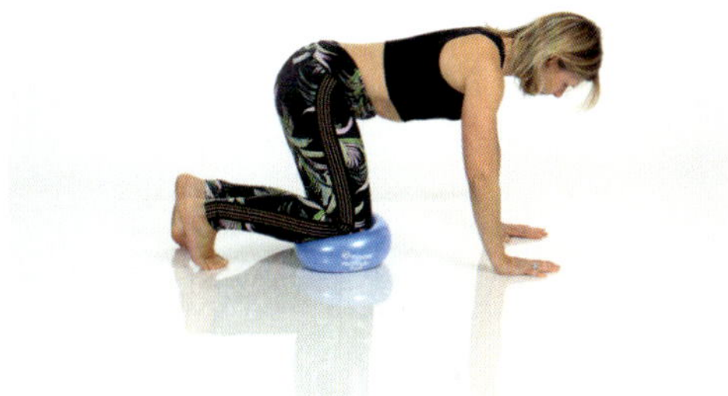

Komme in den Vierfüßlerstand auf den Boden. Positioniere dein rechtes Knie auf dem Redondo®-Ball. Stelle deine rechte Fußspitze zur Stabilisierung auf den Boden auf. Strecke dein linkes Bein lang nach hinten. Deine Hüfte schaut nach vorne.

Übungsbeschreibung:

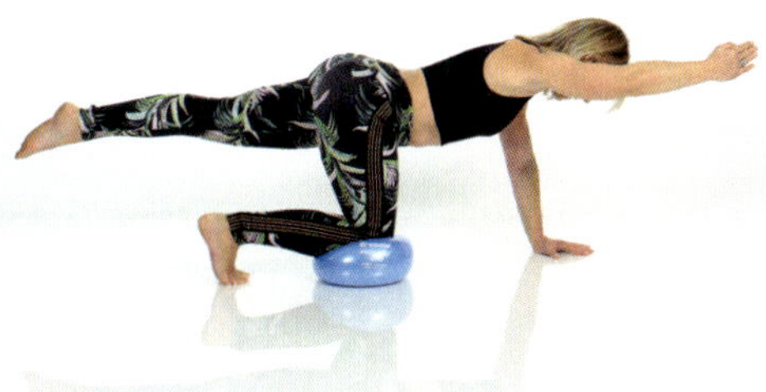

Hebe nun deinen rechten Arm vom Boden ab und strecke ihn lang nach vorne. Atme tief durch die Nase ein. Mit der nächsten Ausatmung durch den Mund beuge das linke Bein und den rechten Arm und ziehe den Ellbogen in Richtung Knie. Mache deinen Rücken ganz rund. Atme ein, mache dich wieder lang. Strecke dein linkes Bein nach hinten und den rechten Arm nach vorne.

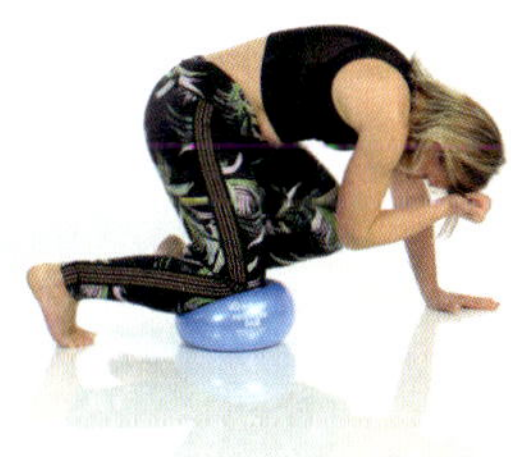

Wiederhole die „Raupe" achtmal und wechsle dann auf die andere Seite.

5.3 In der Rückenlage

Lege dich auf deinen Rücken. Nimm den Redondo®-Ball unter deinen Po. Deine Arme liegen entspannt neben deinem Oberkörper.

Tiptop

Ausgangsposition:

Nimm die Beine im 90°-Winkel nach oben.

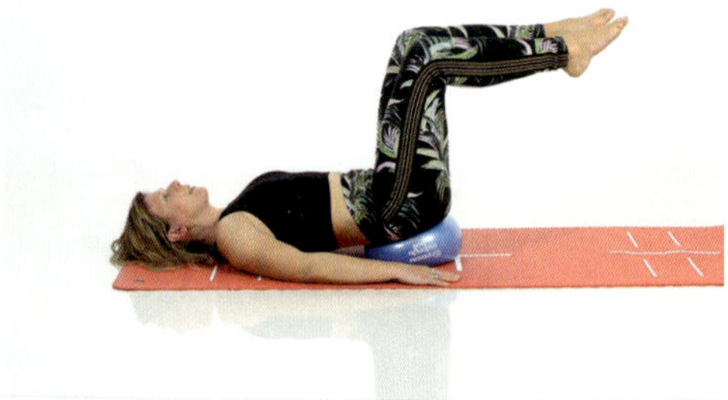

Übungsbeschreibung:

Beim Ausatmen durch den Mund tippst du im Wechsel rechts und links deine Ferse auf dem Boden auf. Mit der Einatmung durch den Mund bringst du das Bein wieder zurück nach oben in die Ausgangsposition.

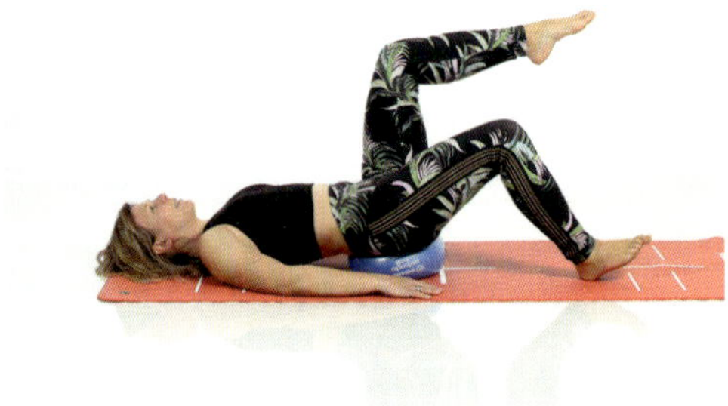

Ausatmen bei der Belastung, wenn die Ferse zum Boden tippt. Einatmen bei der Entspannung, wenn das Bein in die Ausgangsposition zurückkommt.

Venenpumpe

Ausgangsposition:

Lege dich auf deinen Rücken. Nimm den Redondo®-Ball unter deinen Po. Die Arme liegen entspannt neben deinem Oberkörper.

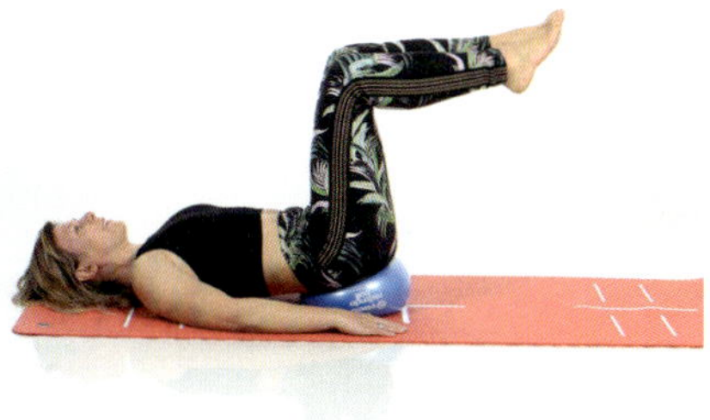

Übungsbeschreibung:

Nimm die Beine im 90°-Winkel nach oben und fahre Fahrrad. Trete zuerst nach vorne und lege dann den Rückwärtsgang ein.

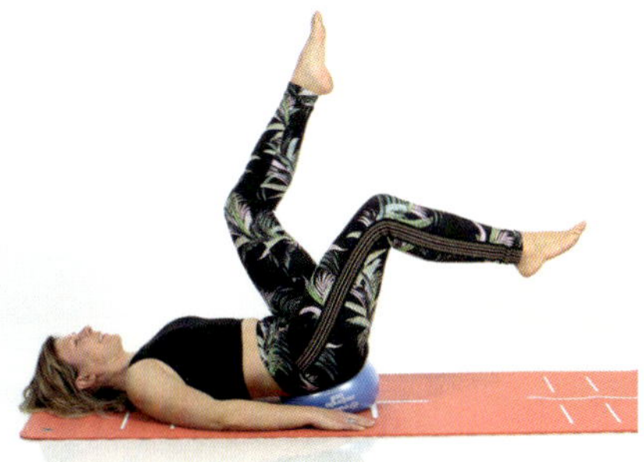

Tipp:

Diese Übung entlastet deine Beine, vor allem, wenn du viel sitzt oder stehst.

Spirale und Schere

Ausgangsposition:

Lege dich auf deinen Rücken. Nimm den Redondo®-Ball unter deinen Po. Die Arme liegen entspannt neben deinem Oberkörper. Strecke die Beine lang nach oben in Richtung Decke. Strecke auch deine Fußspitzen.

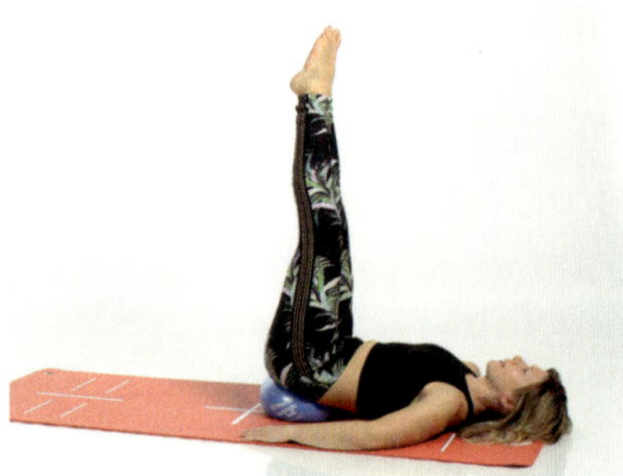

Übungsbeschreibung:

Mache nun mit deinen Füßen 10-mal eine Spiralbewegung. Im Anschluss öffnest du die lang gestreckten Beine 10-mal nach vorne und hinten, wie eine Scherbewegung. Öffne danach die Beine einmal weit nach außen zur Dehnung.

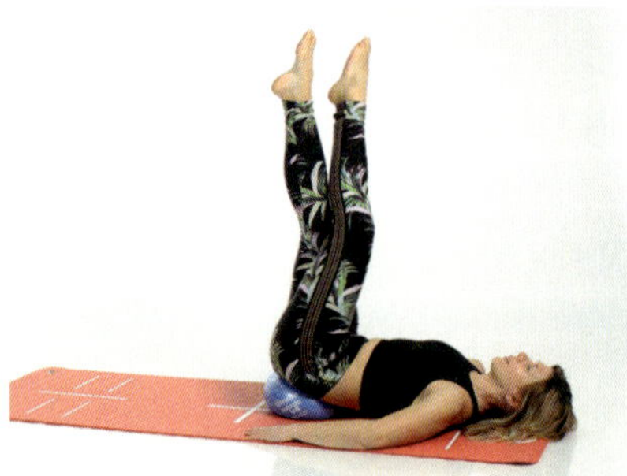

Mache von dieser Übungsabfolge vier Durchgänge in deinem eigenen Tempo. Atme dabei ruhig und gleichmäßig.

Beuge im Anschluss deine Beine, ziehe die Knie in Richtung Brust und schaukle ganz sanft als Päckchen von rechts nach links.

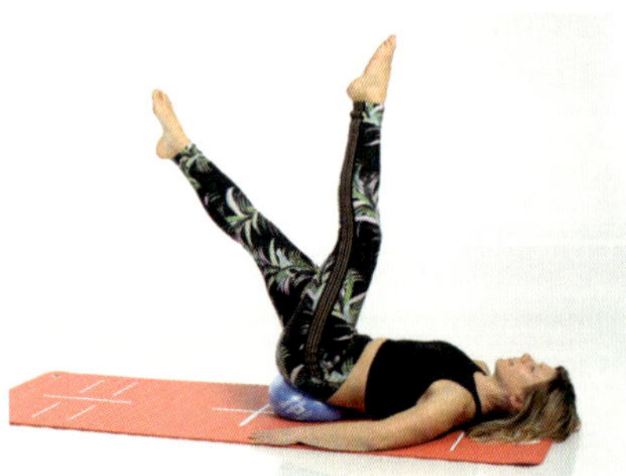

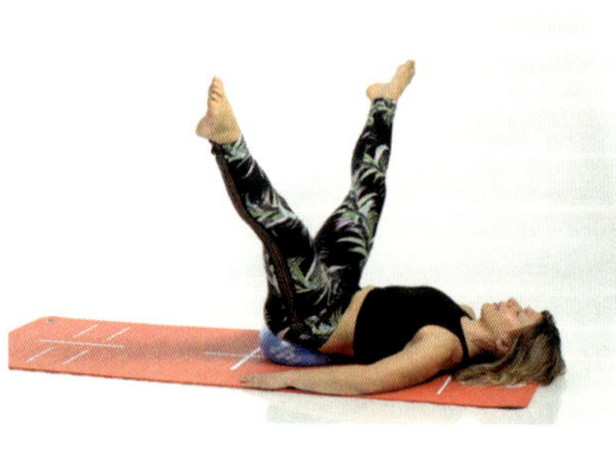

Knieschwung

Ausgangsposition:

Lege dich auf den Rücken und hebe deine Beine im 90°-Winkel. Nimm den Redondo®-Ball auf Kniehöhe zwischen deine Oberschenkel.

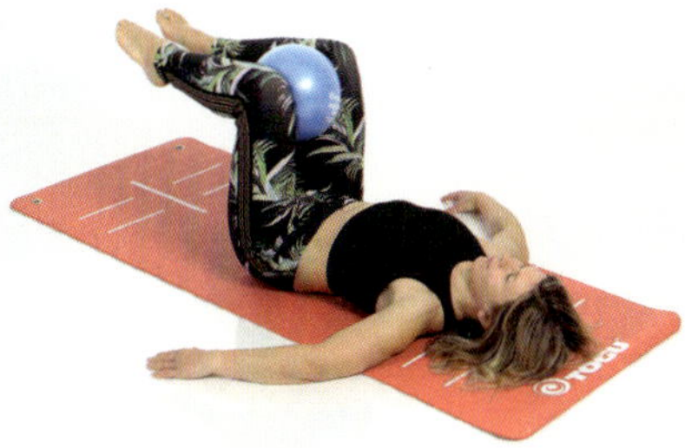

Übungsbeschreibung:

Drücke nun den Redondo®-Ball leicht zusammen und schwinge die Beine sanft von rechts nach links. Atme durch den Mund aus, wenn du die Beine auf die Seite schwingst. Atme durch die Nase ein, wenn du zurück zur Mitte kommst. Achte darauf, ein Hohlkreuz zu vermeiden. Die Beine bleiben während der Übung im 90°-Winkel.

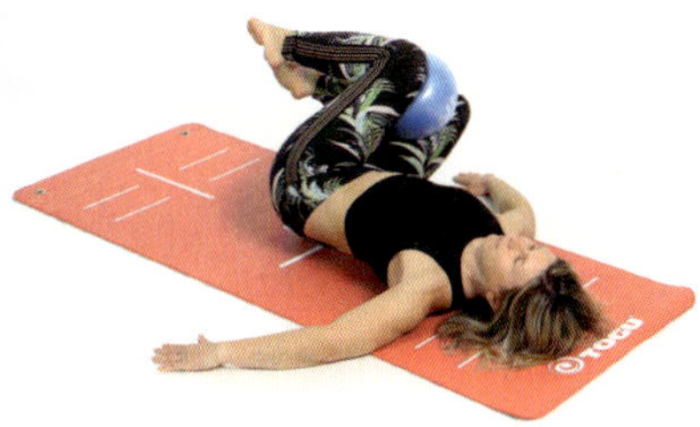

Wiederhole den „Knieschwung" achtmal pro Seite.

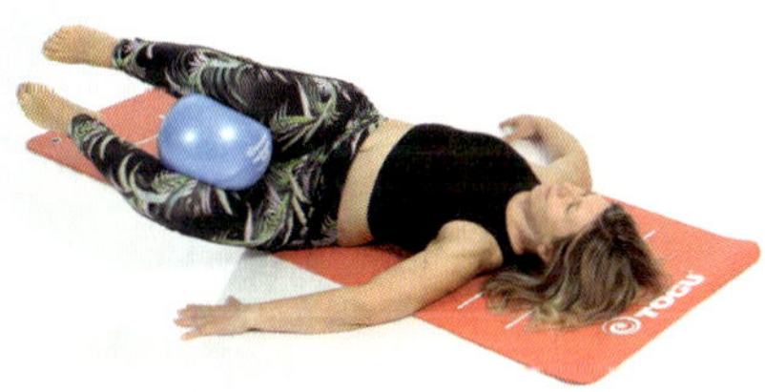

Tipp:

Die Übung stärkt deinen Beckenboden und kräftigt die schrägen Bauchmuskeln.

Wenn du diese Übung intensivieren möchtest, bewege deinen Kopf zur Seite, gegengleich zu deinen Beinen.

Kniedrücker

Ausgangsposition:

Lege dich auf den Rücken. Deine Arme liegen entspannt neben deinem Oberkörper. Beuge deine Beine und stelle die Füße auf die Matte. Lege den Redondo®-Ball auf Kniehöhe zwischen deine Oberschenkel. Drücke deinen unteren Rücken fest in die Matte, um ein Hohlkreuz zu vermeiden.

Übungsbeschreibung:

Beim Ausatmen durch den Mund drückst du den Ball fest zusammen. Halte kurz die Spannung. Atme durch die Nase ein und löse die Spannung.

Achte darauf, den Beckenboden bei der Ausatmung zu aktivieren und mit der Einatmung die Beckenboden- und Pomuskulatur zu lösen.

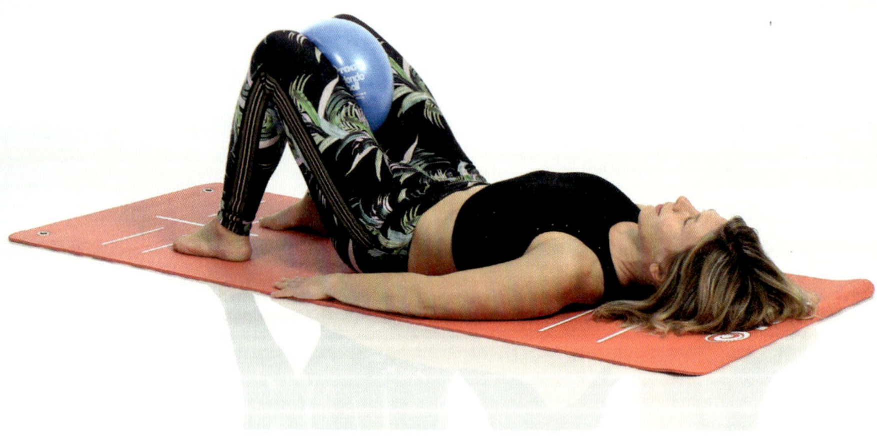

Wiederhole diese Beckenbodenübung achtmal.

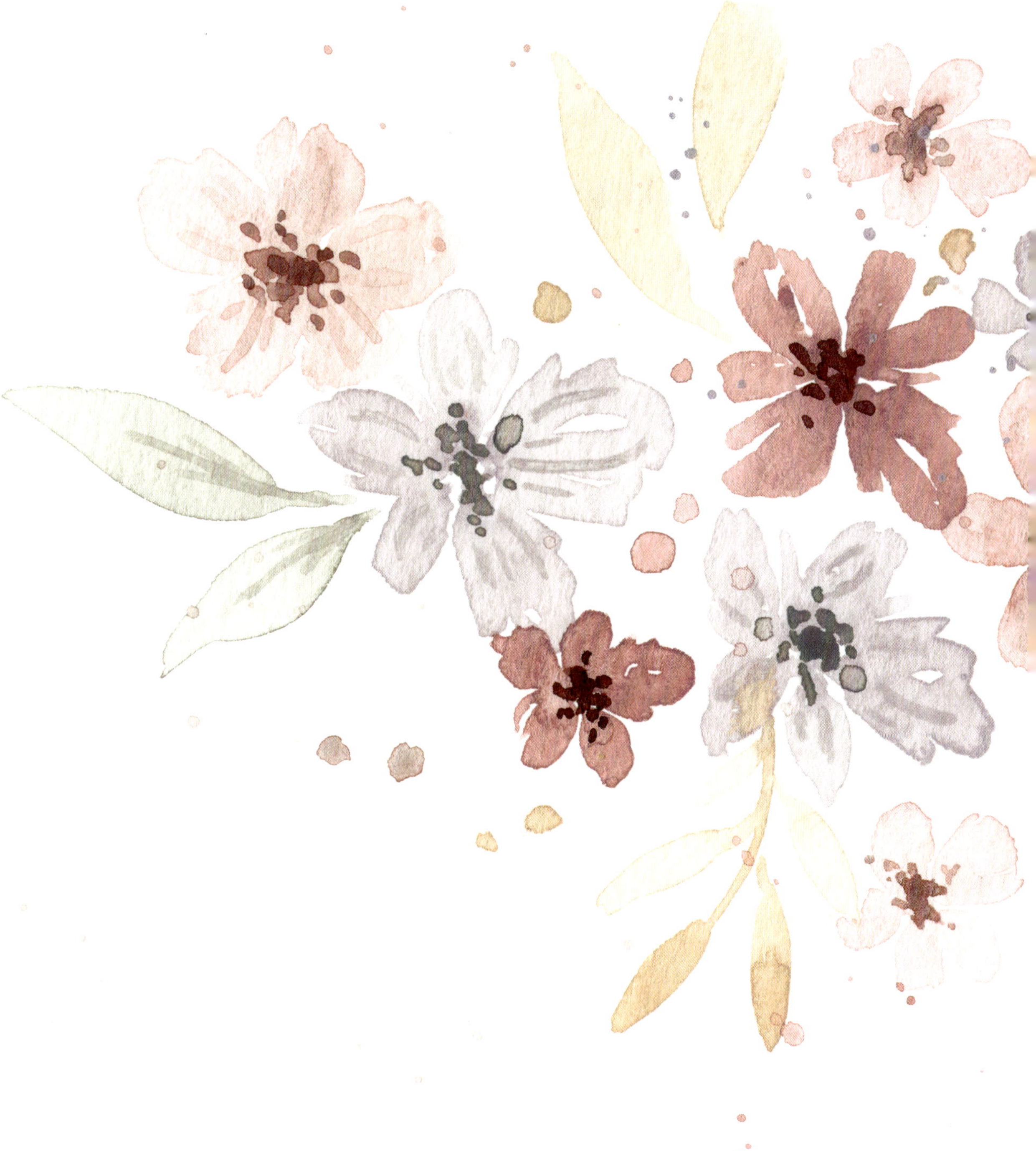

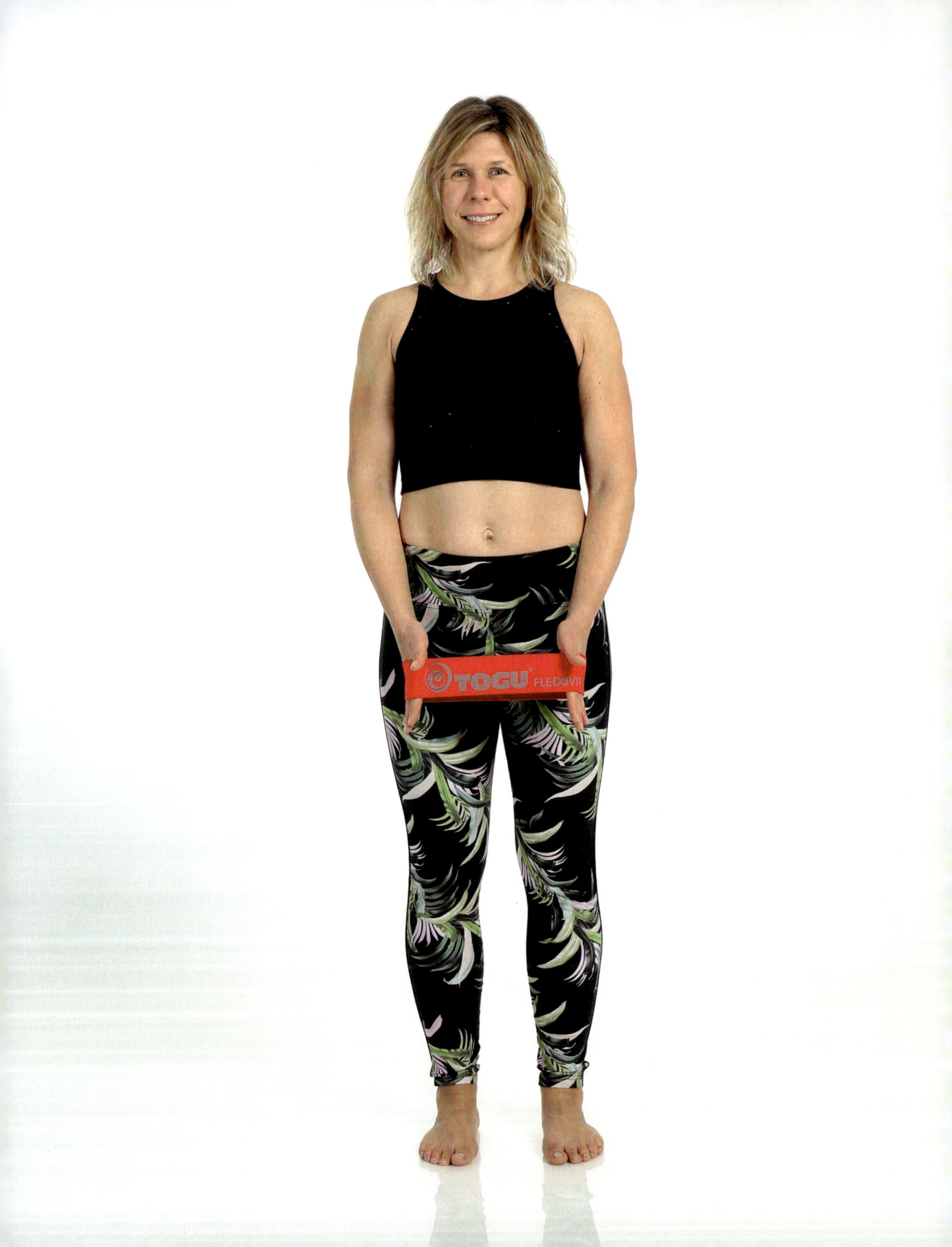
TOGU

Kapitel 6:
Übungen mit dem Flexvit®-Band

Kapitel 6: Übungen mit dem Flexvit®-Band

6.1 Im Stand

Expander

Ausgangsposition:

Stelle dich mehr als hüftbreit hin, deine Fußspitzen schauen nach außen und deine Knie sind leicht gebeugt. Kippe dein Becken sanft nach vorne. Dein Rücken ist aufrecht, deine Schultern sind entspannt.

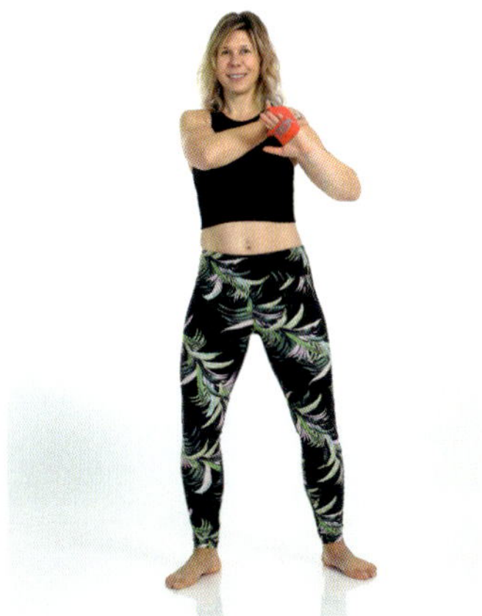

Übungsbeschreibung:

Nimm das Flexvit®-Band in die rechte Hand, führe deine rechte Hand an die linke Schulter. Deine rechte Hand bleibt an der linken Schulter. Deine linke Hand schlüpft nun ebenfalls ins Flexvit®-Band. Atme durch den Mund aus und ziehe das Flexvit®-Band langsam nach unten in Richtung Schambein. Atme durch die Nase ein und entspanne deinen Beckenboden. Führe das Flexvit®-Band dabei langsam und kontrolliert in die Ausgangsposition an die Schulter zurück. Das Flexvit®-Band bleibt während der gesamten Ausführung immer leicht auf Spannung.

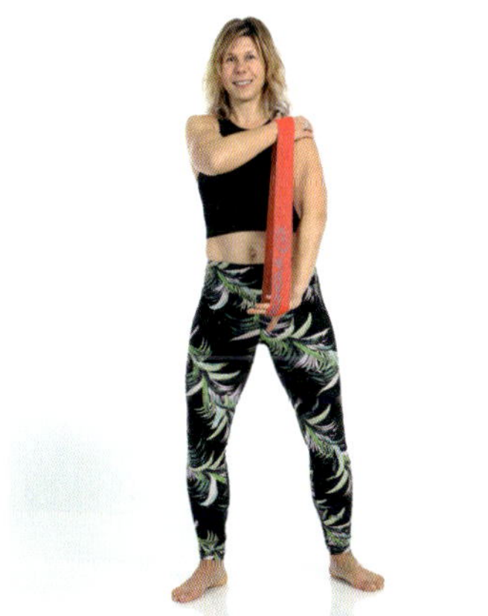

March

Ausgangsposition:

Steige in das Flexvit®-Band und positioniere es oberhalb deiner Knöchel. Achte darauf, dass das Band angenehm sitzt und nicht verdreht ist.

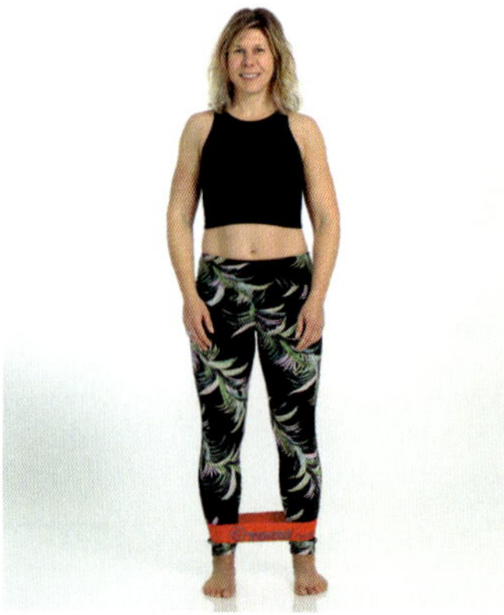

Übungsbeschreibung:

Öffne die Beine etwas mehr als hüftbreit und marschiere am Platz.

Du intensivierst die Übung, indem du die Beine weiter öffnest und deine Knie weiter nach oben nimmst. Nimm die Arme dynamisch dazu.

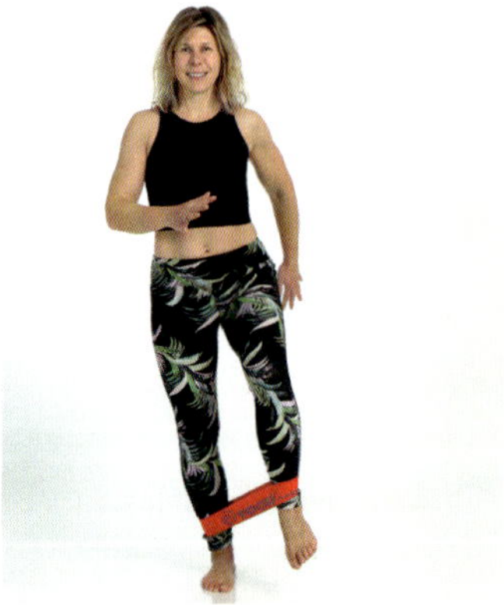

Marschiere eine Minute mit dem Flexvit®-Band. Mache eine kleine Pause, streiche deine Oberschenkel aus und lockere dich kurz.

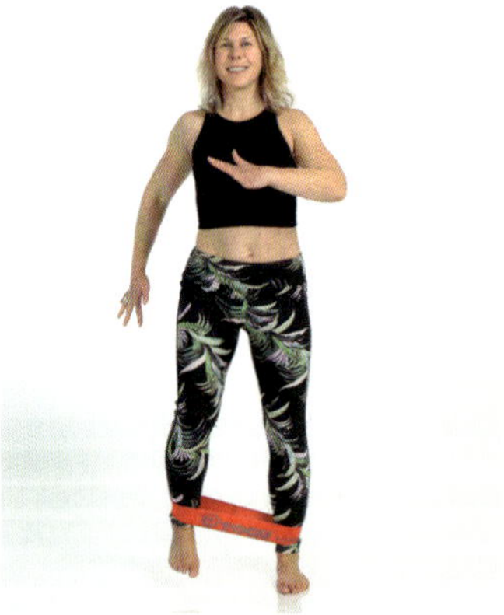

Ade, Winkearme

Ausgangsposition:

Stelle dich mehr als hüftbreit hin. Deine Fußspitzen schauen nach außen und deine Knie sind leicht gebeugt. Kippe dein Becken sanft nach vorne. Dein Rücken ist aufrecht, deine Schultern sind entspannt.

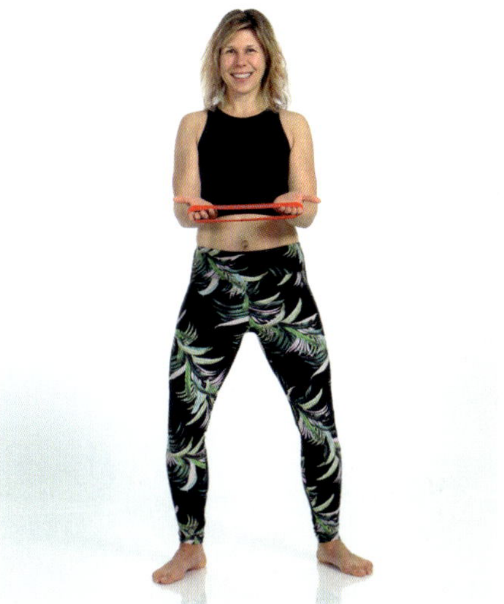

Übungsbeschreibung:

Schlüpfe mit deinen Händen in das Flexvit®-Band hinein, deine Handflächen zeigen nach oben. Beuge deine Arme im 90°-Winkel. Nimm deine Unterarme nah an deinen Oberkörper.

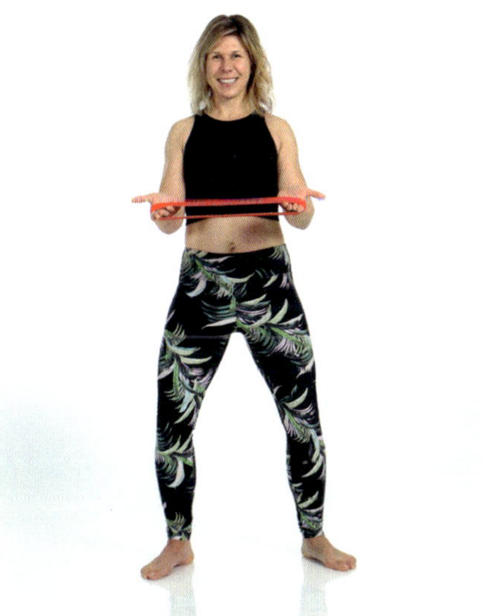

Beim Ausatmen durch den Mund ziehst du das Flexvit®-Band ganz langsam nach außen. Halte kurz die Position. Beim Einatmen durch die Nase löst du ganz langsam die Spannung.

Ausatmen – auseinanderziehen.

Einatmen – lösen.

Ziehe das Band so weit auseinander, wie es für dich okay ist. Achte darauf, dass die Handflächen nach oben zeigen. Wiederhole diese Übung achtmal.

Plus:

Diese Übung macht die Oberarme straff und hilft gegen den sogenannten *Winkearm*.

Flexvit®-Squat

Ausgangsposition:

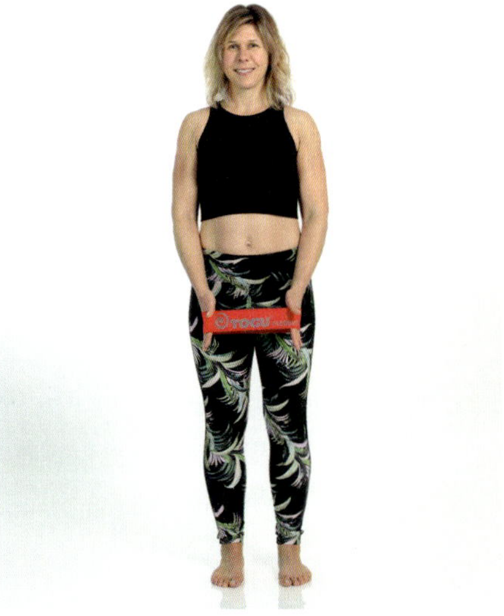

Schlüpfe mit deinen Händen in das Flexvit®-Band hinein. Stelle dich hüftbreit hin. Dein Rücken ist aufrecht und deine Schultern sind entspannt.

Übungsbeschreibung:

Mit der nächsten Ausatmung durch den Mund machst du einen Schritt nach rechts und gehst tief in den Squat. Deine Fußspitzen schauen nach vorne und deinen Po schiebst du weit nach hinten.

Ziehe das Flexvit®-Band beim Squat auf Brusthöhe auseinander.

Atme durch die Nase ein, löse das Flexvit®-Band und komme zurück in die Ausgangsposition.

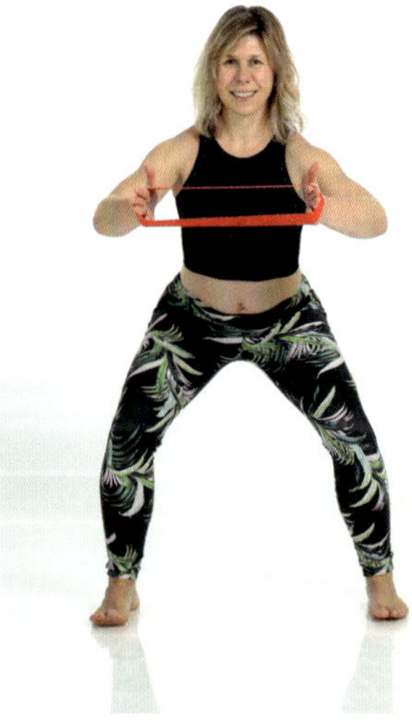

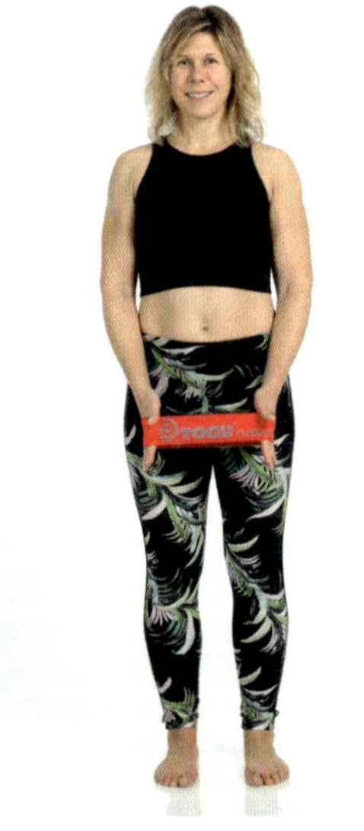

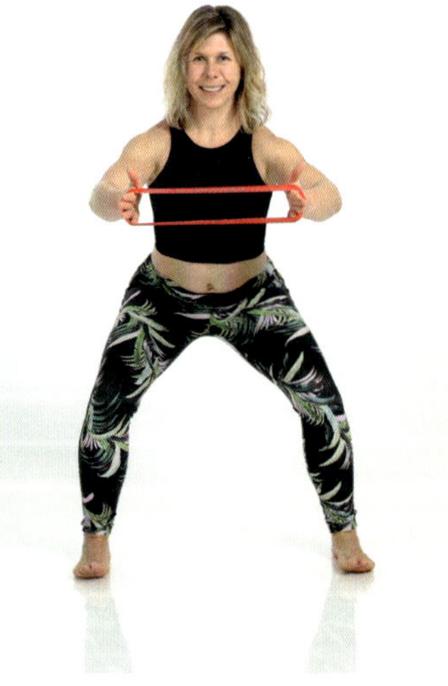

Bei der nächsten Ausatmung öffnest du mit einem Schritt nach links deine Beine und gehst tief in den Squat. Das Flexvit®-Band ziehst du dabei wieder auf Brusthöhe weit auseinander.

Atme ein, löse das Flexfit®-Band und komme in die Ausgangsposition zurück.

Achte immer wieder darauf, dass deine Fußspitzen nach vorne schauen.

Wiederhole jede Seite achtmal.

Plus:

Diese Übung stärkt den ganzen Körper und verbessert die Koordination.

6.2 In der Seitenlage

Knieheber

Ausgangsposition:

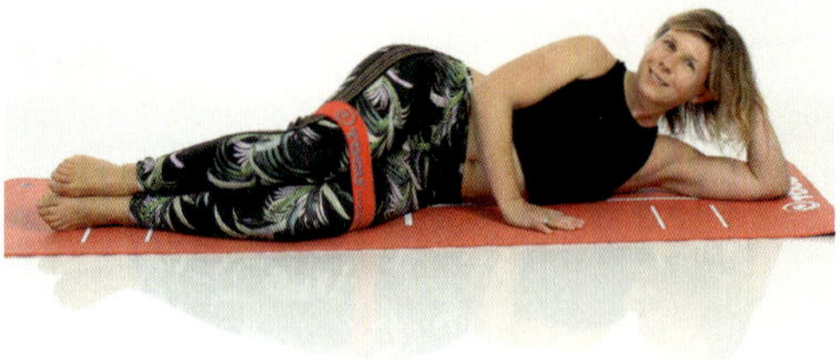

Steige in das Flexvit®-Band und ziehe es über die Knie. Zwischen deinen Knien und Oberschenkeln ist eine Handbreit Platz. Lege dich auf deine linke Seite. Strecke deinen linken Arm lang auf die Matte und lege deinen Kopf auf dem Arm ab (alternativ kannst du den Arm aufstellen und deinen Kopf aufstützen).

Übungsbeschreibung:

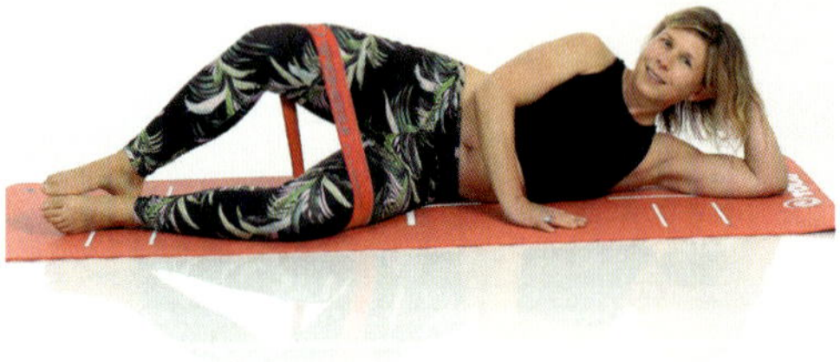

Nimm nun deine Beine übereinander im 45°-Winkel nach vorne.

Atme durch den Mund aus, öffne dein Knie langsam nach oben. Die Füße bleiben aufeinander, nur das Knie arbeitet. Halte einen Moment. Atme durch die Nase ein und senke das Knie wieder langsam ab.

Ausatmen – das Knie öffnet nach oben.

Einatmen – die Knie schließen.

Wiederhole die Übung achtmal und wechsle dann auf die linke Seite.

Oberschenkelinnenseite

Ausgangsposition:

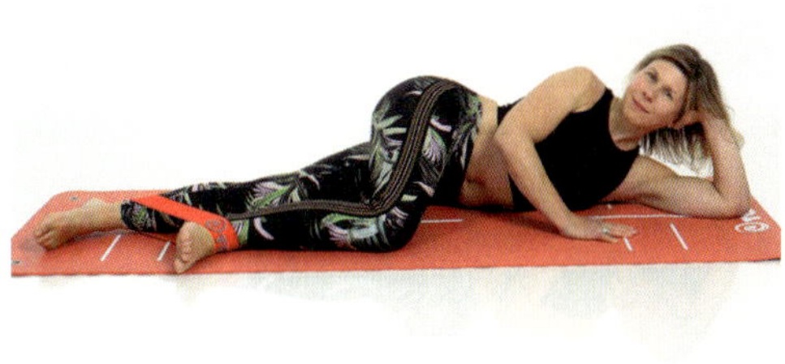

Steige in das Flexfit®-Band und positioniere es auf Knöchelhöhe. Komme nach unten auf die Matte. Lege dich ausgestreckt auf deine linke Seite. Strecke deinen linken Arm lang auf die Matte und lege deinen Kopf auf dem Arm ab (alternativ kannst du den Arm aufstellen und deinen Kopf aufstützen).

Übungsbeschreibung:

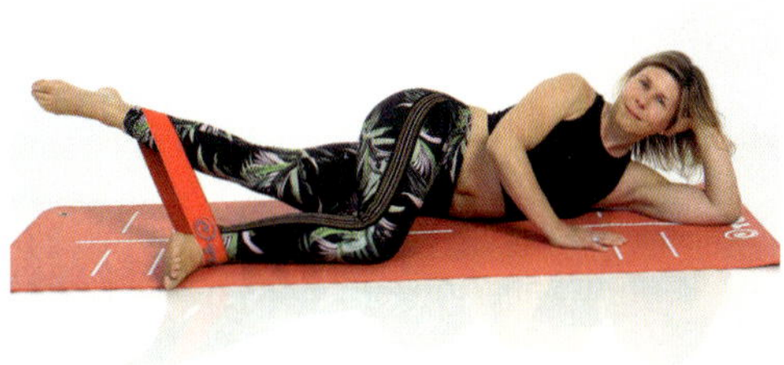

Drehe nun deine Hüfte nach vorne und lege das obere, rechte Bein angewinkelt auf dem Boden ab. Positioniere dich mit der Hüfte so, dass du angenehm am Boden aufliegst. Dein linkes Bein bleibt lang gestreckt am Boden.

Hebe das untere Bein nun vom Boden ab, ziehe deine Fußspitze zu dir. Mache kleine Bewegungen mit dem lang gestreckten Bein nach oben. Das Bein bleibt in der Luft und wird nicht mehr abgelegt. Atme gleichmäßig weiter und wiederhole die Bewegung 16-mal. Im Anschluss Seitenwechsel.

Oberschenkelaußenseite

Ausgangsposition:

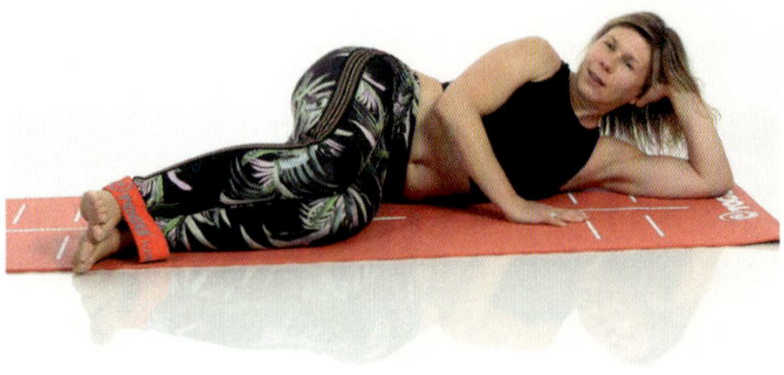

Steige in das Flexfit®-Band und positioniere es auf Knöchelhöhe. Komme auf deine Matte. Lege dich auf deine linke Seite. Strecke deinen linken Arm lang auf die Matte und lege deinen Kopf auf dem Arm ab (alternativ kannst du den Arm aufstellen und deinen Kopf aufstützen).

Übungsbeschreibung:

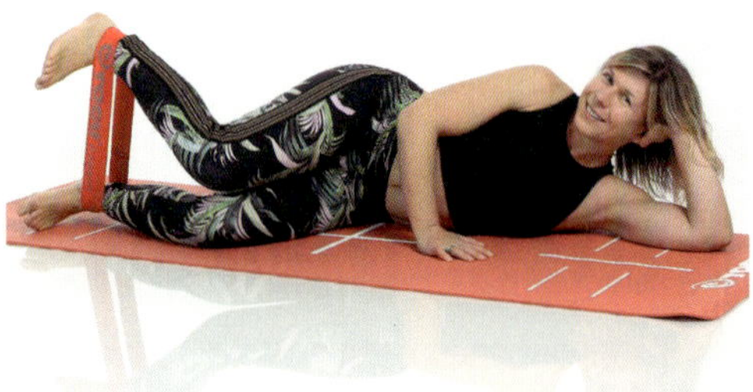

Nimm die Beine übereinander nach vorne in den 90°-Winkel (Stuhlposition). Tippe im Wechsel dein rechtes Knie auf das linke Knie und die rechte Ferse an die linke Ferse. Dein Bein am Boden bleibt liegen. Atme ruhig und gleichmäßig.

Knie auf Knie.

Ferse auf Ferse.

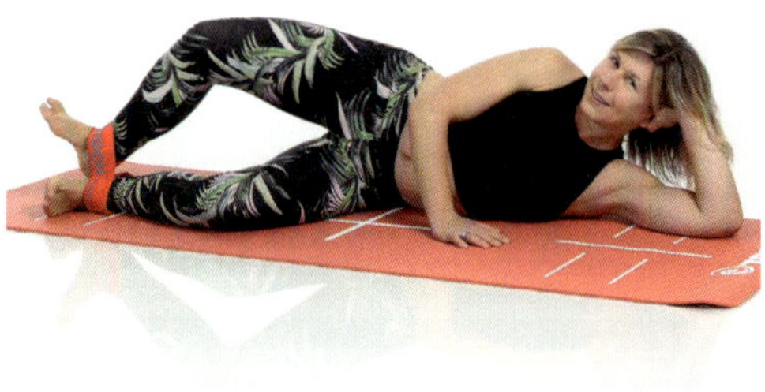

Wiederhole diese Übung achtmal und wechsle dann auf die andere Seite.

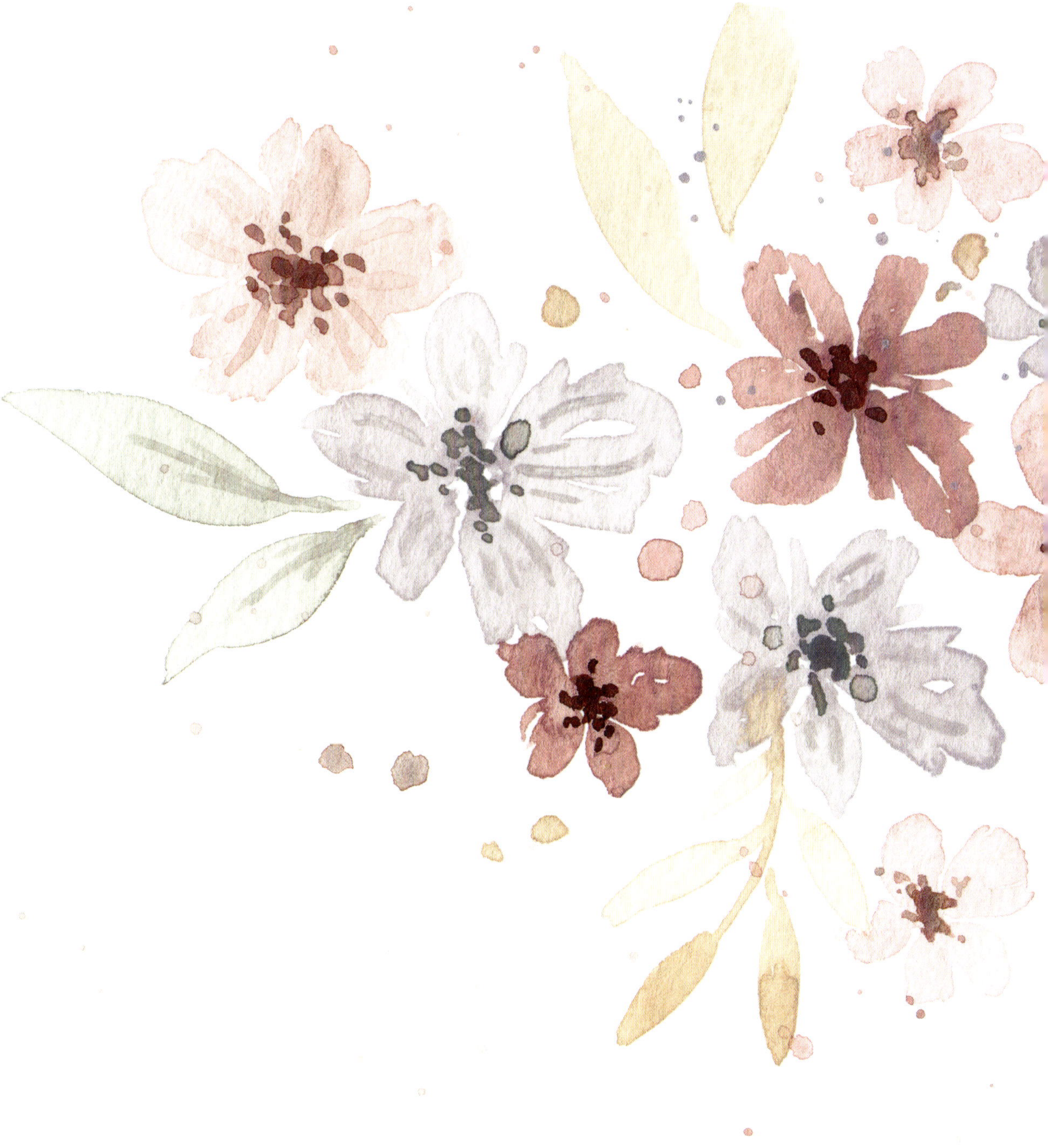

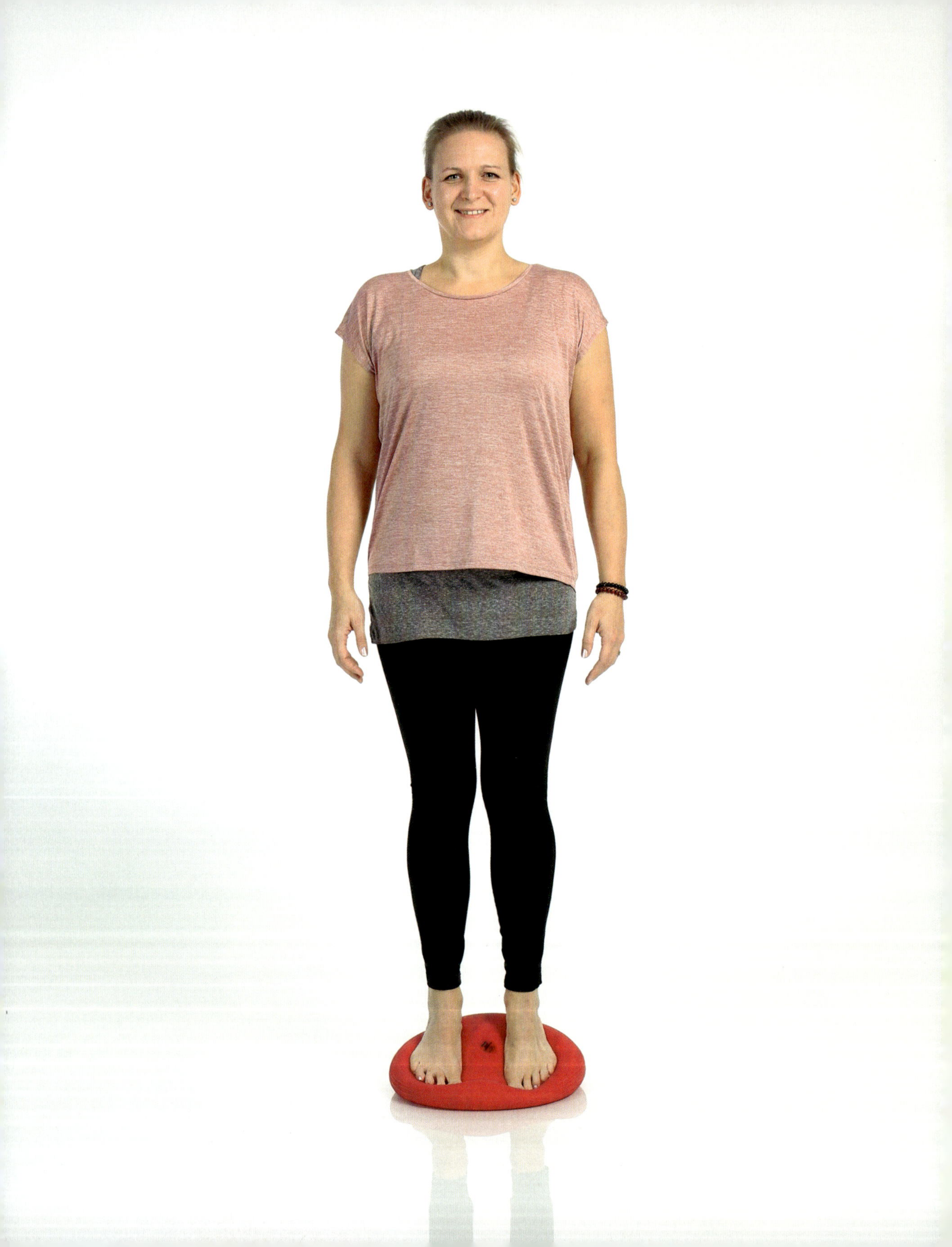

Kapitel 7:
Übungen mit dem Dynair®-Ballkissen

Kapitel 7: Übungen mit dem Dynair®-Ballkissen

Das Dynair®-Ballkissen ist sehr gut geeignet, um die Körperwahrnehmung und das Gleichgewicht zu verbessern.

7.1 Im Stand

Balance

Ausgangsposition:

Lege das Ballkissen vor dich hin und steige mit beiden Füßen darauf. Finde deine stabile Mitte. Deine Knie sind leicht gebeugt, deine Haltung ist aufrecht und die Schultern sind ganz entspannt. Gleiche das Wackeln mit deinen Armen aus. Atme ruhig und gleichmäßig weiter.

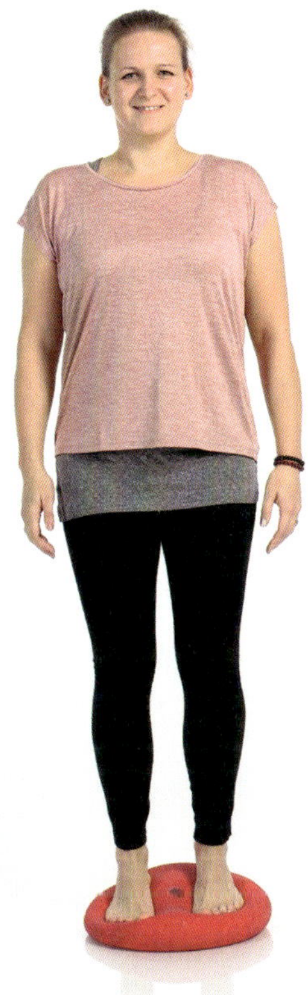

Übungsbeschreibung:

Wenn du das Gefühl hast, sicher zu stehen, schließe deine Augen und halte das Gleichgewicht.

Versuche, die Position eine Minute lang zu halten. Steige nach hinten vom Ballkissen ab. Schließe deine Augen und spüre nach, wie es sich anfühlt, wieder festen Boden unter den Füßen zu haben.

Wiederhole diese Balanceübung.

Dynair®-Squat

Ausgangsposition:

Lege das Ballkissen links neben dich auf den Boden. Stelle deinen linken Fuß mittig auf das Ballkissen. Dein rechter Fuß bleibt auf dem Boden. Deine Beine sind etwas mehr als hüftbreit geöffnet, die Fußspitzen sind auf einer Höhe und schauen nach vorne. Deine Knie sind leicht gebeugt, dein Rücken ist aufrecht.

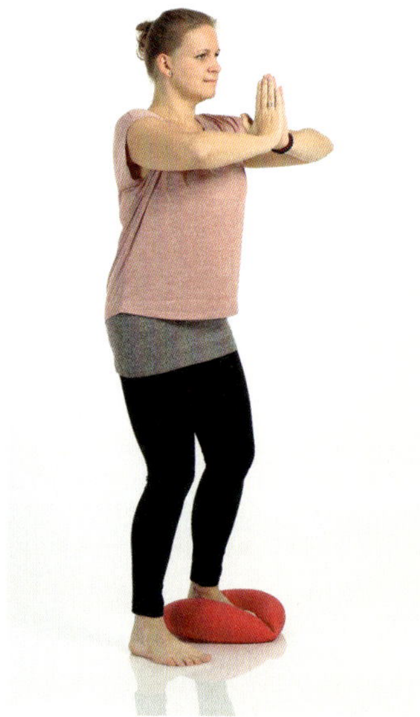

Übungsbeschreibung:

Beuge deine Arme und drücke deine Handflächen sanft gegeneinander. Gehe nun mit der Ausatmung tief nach unten in den Squat, dein Po schiebt nach hinten, deine Fußspitzen heben leicht vom Boden ab. Baue Druck auf deine Handflächen auf. Halte kurz diese tiefe Position.

Atme ein und löse die Position, komme in die Ausgangshaltung zurück.

Beim Ausatmen tief gehen.

Beim Einatmen nach oben kommen.

Wiederhole den „Squat" achtmal und wechsle auf die andere Seite.

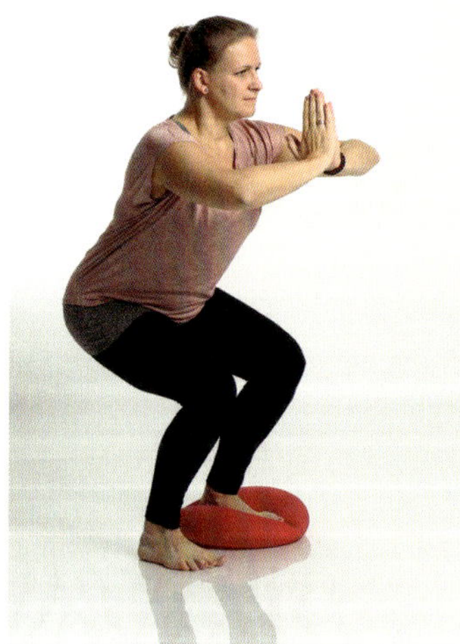

Plus:

Eine tolle Übung für Gleichgewicht, Koordination und Stärkung deines Beckenbodens, der Oberschenkel und des Pos.

7.2 Im Sitzen

1996

Ausgangsposition:

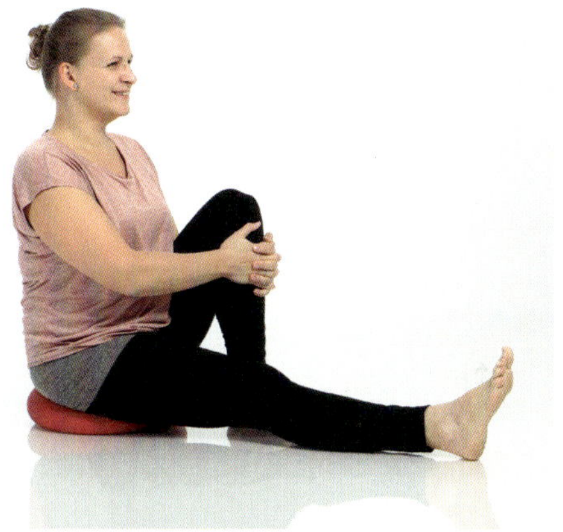

Setze dich mit deinem Po auf das Ballkissen. Ziehe dein linkes Bein gebeugt zu dir heran. Umarme dein gebeugtes Bein. Strecke das rechte Bein lang nach vorne. Ziehe die Fußspitze zu dir heran. Dein Oberkörper ist aufrecht, deine Schultern sind entspannt.

Wenn du merkst, du kippst während der Übung mit deinem Oberkörper nach hinten, ziehe dich wieder an dein gebeugtes Bein heran.

Übungsbeschreibung:

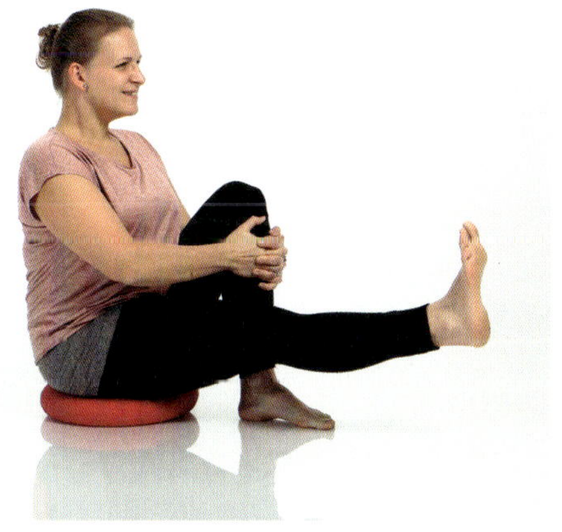

Hebe nun dein rechtes Bein vom Boden ab und mache kleine Bewegungen nach oben. Das gestreckte Bein bleibt in der Luft. Atme ganz ruhig und gleichmäßig weiter. Hebe das rechte Bein 16-mal und wechsle dann die Seite.

Die Spirale

Ausgangsposition:

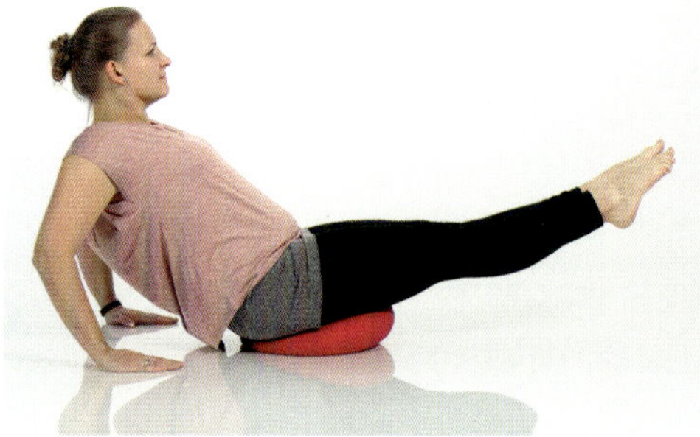

Setze dich mit deinem Po auf das Ballkissen. Stütze deine Hände mit gebeugten Armen nach hinten ab. Strecke deine Beine lang nach vorne, strecke deine Fußspitzen und hebe die Füße vom Boden ab.

Das Atmen nicht vergessen.

Übungsbeschreibung:

Mache mit deinen Füßen eine Spiralbewegung und halte die Beine dabei lang gestreckt in der Luft.

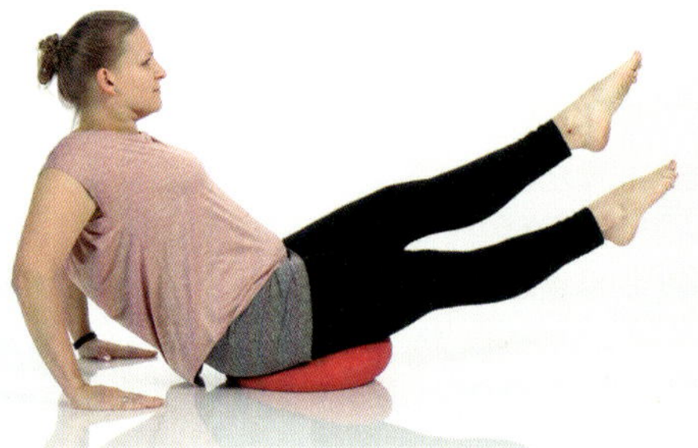

Wiederhole die „Spirale" 16-mal. Stelle die Beine auf und lockere dich kurz durch. Wiederhole drei Durchgänge dieser Übung.

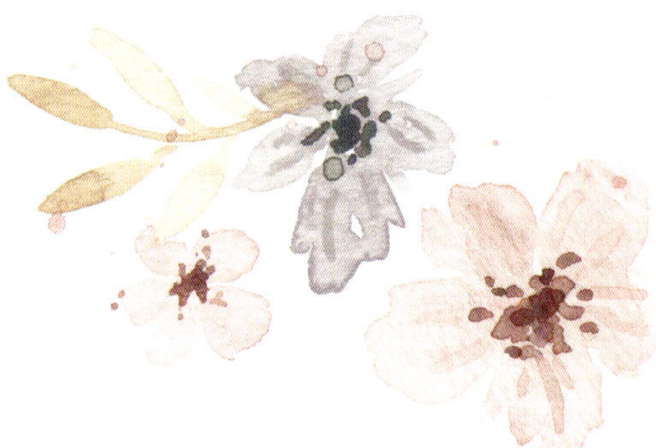

7.3 Im Kniestand

Erdmännchen

Ausgangsposition:

Komme mit deinen Schienbeinen auf dem Ballkissen in den Kniestand. Du kannst die Fußrücken oder die Fußspitzen am Boden ablegen, wie es dir angenehmer ist.

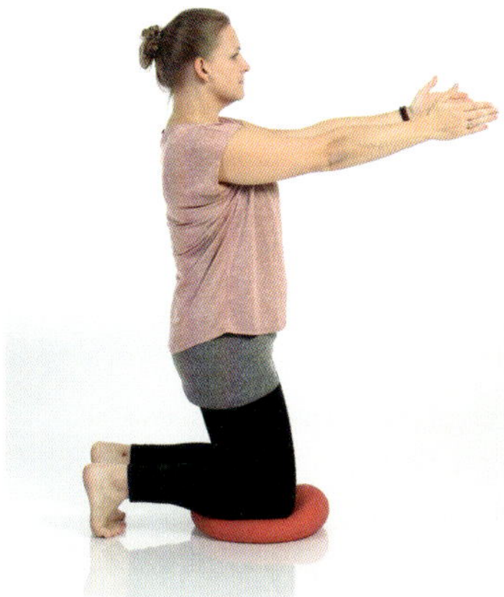

Dein Rücken ist aufrecht, deine Schultern sind entspannt.

Übungsbeschreibung:

Nimm deine Arme lang gestreckt auf Brusthöhe nach vorne, deine Handflächen schauen zueinander.

Dein Oberkörper und deine Oberschenkel sind miteinander verbunden. Beim Ausatmen durch den Mund beugst du deinen Oberkörper wie ein Brett sanft nach hinten. Beim Einatmen durch die Nase kommst du in die Ausgangsposition zurück.

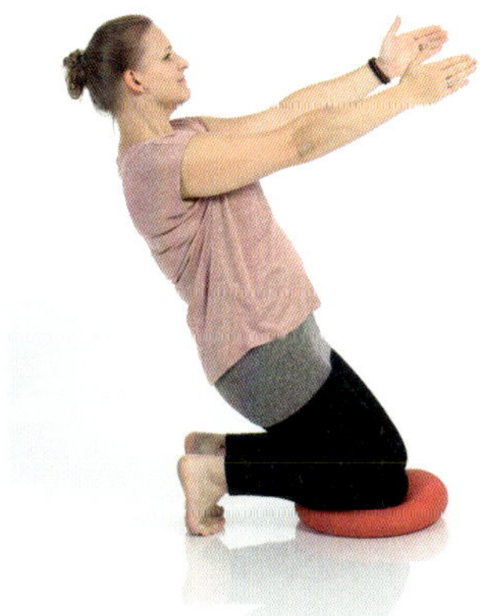

Ausatmen durch den Mund bei der Belastung, dein Beckenboden wird aktiviert, komme nach hinten. Einatmen durch die Nase bei der Entspannung, dein Beckenboden lässt los, komme nach vorne.

Achte beim Zurücklehnen besonders auf deinen Oberkörper. Gehe langsam und mit viel Körperspannung nach hinten, um so effektiv deine Bauchmuskeln zu trainieren.

Wiederhole diese Übung achtmal.

7.4 Im Vierfüßlerstand

Hüfte 1

Ausgangsposition:

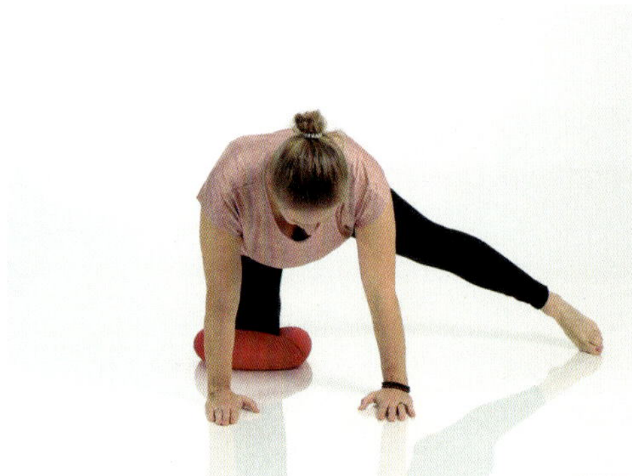

Lege dir dein Ballkissen auf den Boden und komme nach unten in den Vierfüßlerstand. Positioniere dein rechtes Knie auf dem Ballkissen. Stelle die rechte Fußspitze für die Stabilisierung auf dem Boden auf.

Übungsbeschreibung:

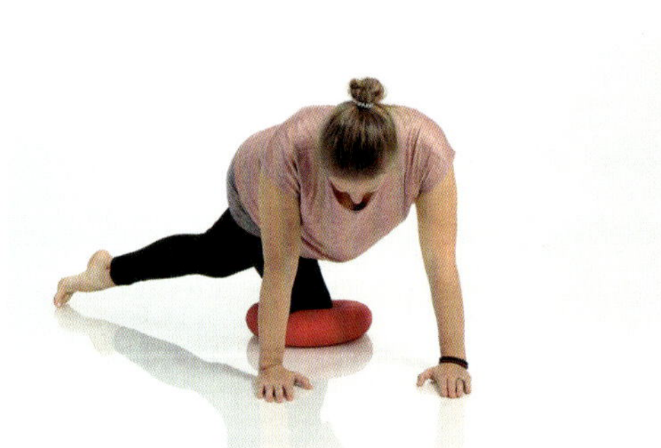

Nimm dein linkes Bein lang gestreckt auf die linke Seite und tippe die Fußspitze auf dem Boden ab. Im Anschluss kommst du mit dem linken Bein über Kreuz auf die rechte Seite und tippst die Fußspitze auf dem Boden ab.

Deine Hüfte schaut nach vorne. Lasse deinen Atem fließen. Wiederhole das wechselseitige Tippen achtmal und wechsle dann das Bein.

Hüfte 2

Ausgangsposition:

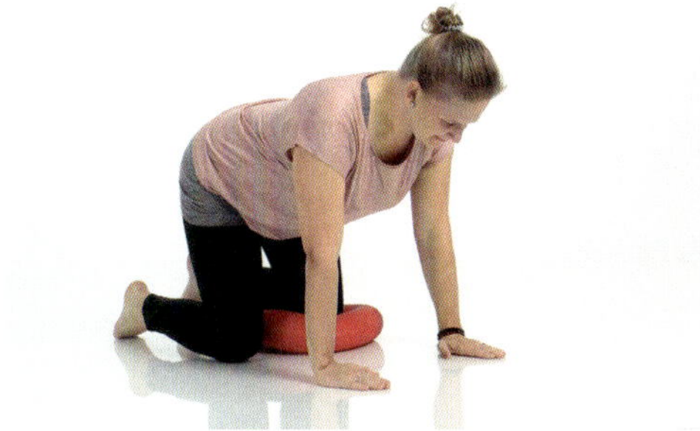

Lege dir dein Ballkissen auf den Boden und komme nach unten in den Vierfüßlerstand. Positioniere dein linkes Knie auf dem Ballkissen. Stelle die linke Fußspitze für die Stabilisierung auf dem Boden auf.

Übungsbeschreibung:

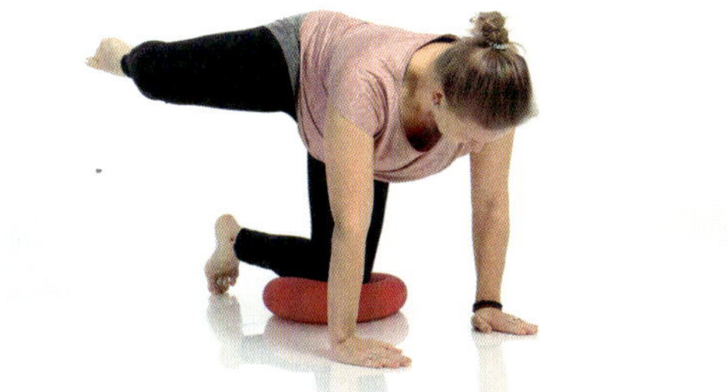

Beuge dein rechtes Bein im 90°-Winkel nach außen. Kreise dein gebeugtes Bein zuerst viermal im Uhrzeigersinn und im Anschluss viermal gegen den Uhrzeigersinn. Wechsle im Anschluss dein Bein.

Plus:

Bei beiden Übungen steht die aktive Mobilisierung im Vordergrund. Das heißt, sie verbessern deine Beweglichkeit, Gelenkigkeit und Dehnbarkeit. Da wir uns im Alltag immer weniger bewegen, rundet die Mobilisierung meine Idee von Kraft und Ausdauer ab.

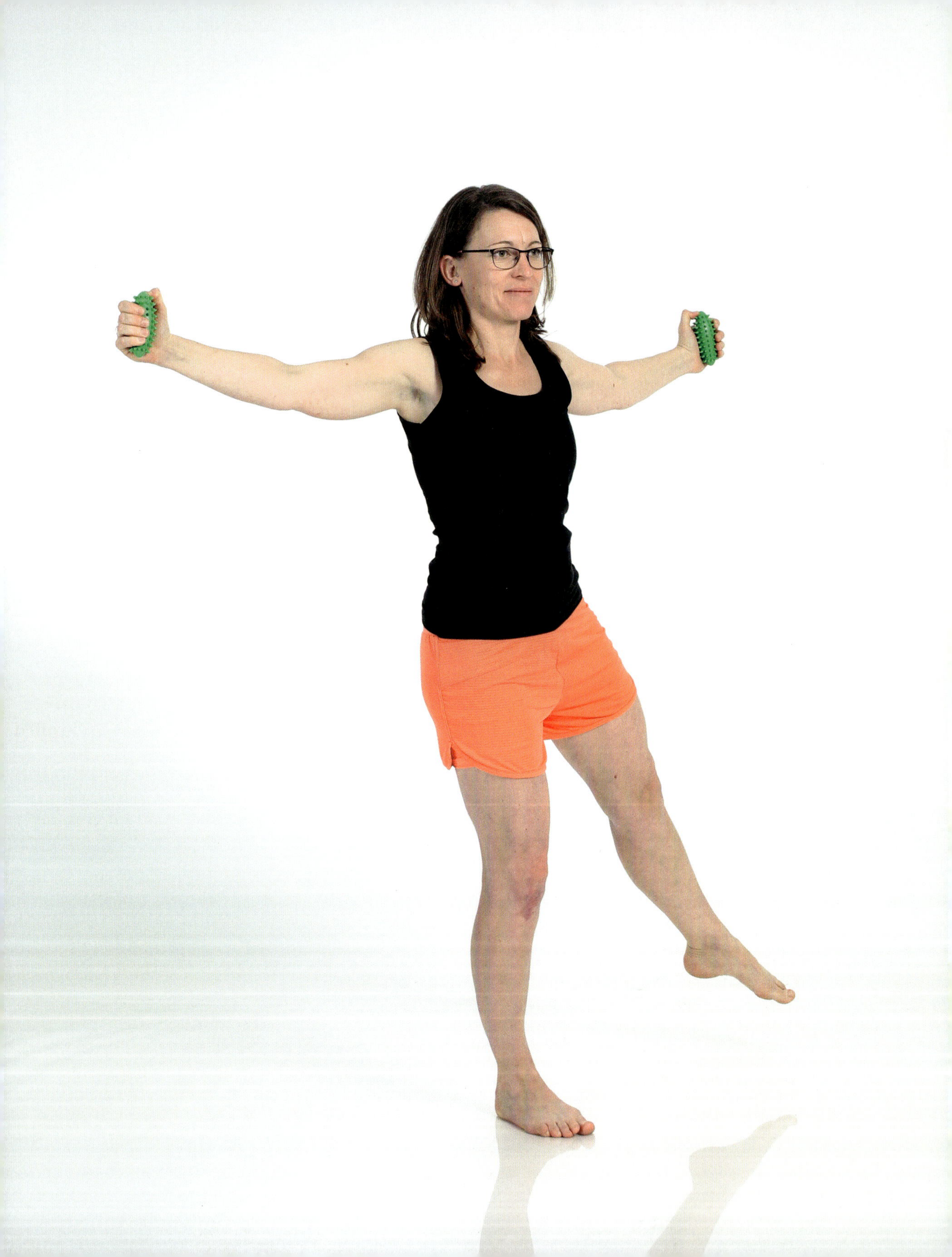

Kapitel 8: Übungen mit den Brasils®

Kapitel 8: Übungen mit den Brasils®

Die Brasils® intensivieren dein Training. Deine Tiefenmuskulatur wird beansprucht, dein Rücken, Bauch sowie Beine und Po werden effektiv gestärkt.

8.1 Im Stand

Mama-Squat

Ausgangsposition:

Stelle dich mehr als hüftbreit hin, deine Fußspitzen schauen nach außen. Kippe dein Becken leicht nach vorne und beuge deine Knie.

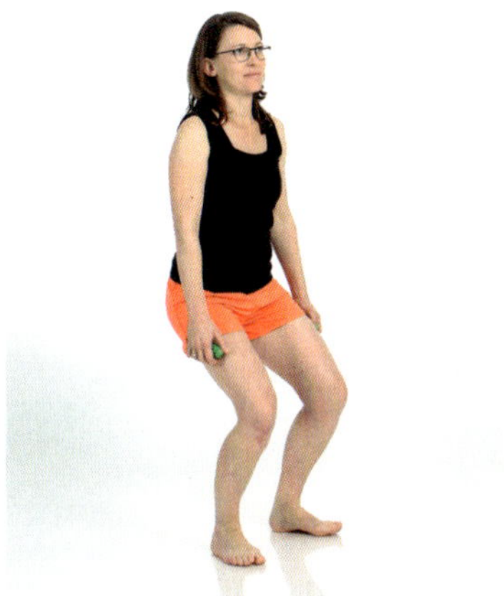

Übungsbeschreibung:

Nimm ein Brasil® in jede Hand und strecke deine Arme lang auf Brusthöhe nach vorne. Deine Schultern sind entspannt.

Beim Ausatmen durch den Mund schiebst du deinen Po in Richtung Boden. Dein Rücken bleibt aufrecht. Schüttle die Brasils® beim Tiefgehen kräftig gegengleich.

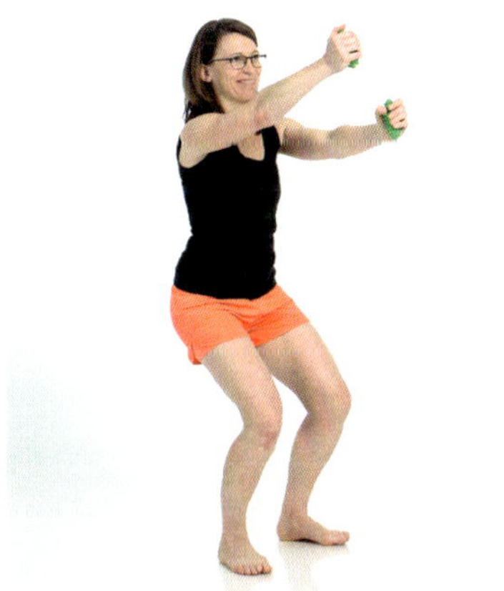

Atme durch den Mund ein und komme in die Ausgangsposition. Schüttle die Brasils® kräftig weiter.

Ausatmen – tief in den „Mama-Squat" gehen.

Einatmen – nach oben kommen.

Wiederhole den „Mama-Squat" viermal. Lockere dich durch und mache erneut vier Wiederholungen.

Der Adler

Ausgangsposition:

Nimm ein Brasil® in jede Hand. Stelle dich aufrecht hin und öffne die Beine hüftbreit. Atme tief durch die Nase ein.

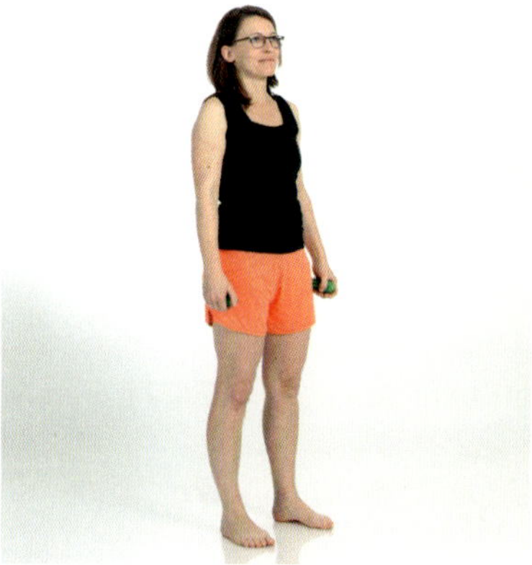

Übungsbeschreibung:

Bei der nächsten Ausatmung durch den Mund nimmst du dein linkes Bein im 90°-Winkel nach oben und deinen Oberkörper leicht nach vorne. Deine Arme sind angewinkelt, sodass sich der linke Ellbogen und das linke Knie berühren. Halte die Spannung.

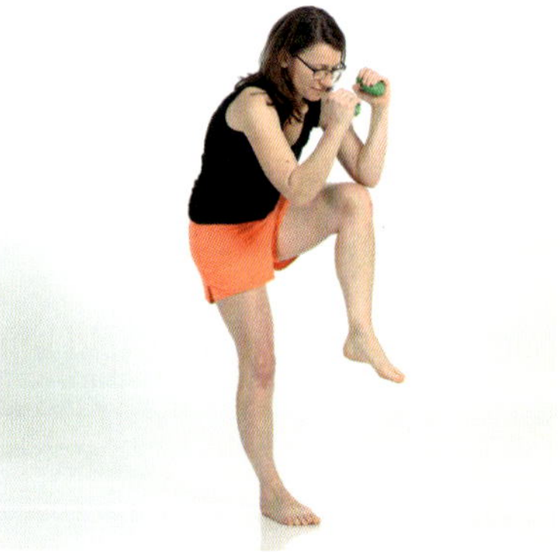

Mit dem Einatmen durch die Nase tankst du frische Energie und löst die Anspannung. Dein rechtes Bein bleibt das Standbein. Strecke deine Arme lang zur Seite. Strecke dein linkes Bein und hebe es vom Boden ab. Beginne, die Brasils® nun kräftig zu schütteln. Zähle langsam bis 8 und atme ruhig weiter.

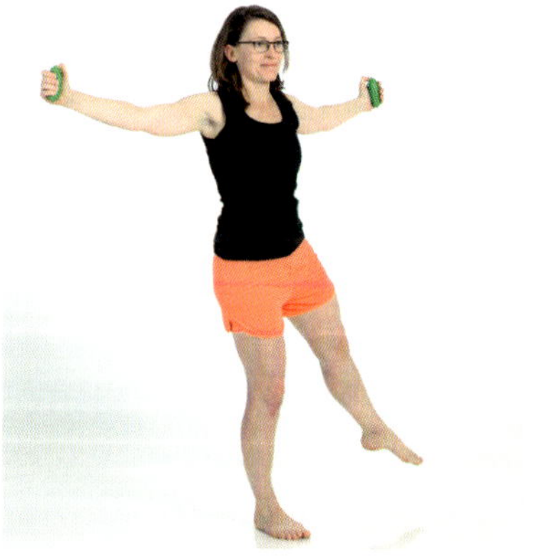

Mit der nächsten Ausatmung nimmst du das linke Bein wieder im 90°-Winkel nach oben und machst dich ganz klein mit rundem Rücken. Die Bewegung mit den Brasils® pausiert.

Mache vier Durchgänge und wechsle dann das Standbein.

Tipp:

Führe diese Balanceübung ruhig und in deinem eigenen Atemtempo durch.

Plus:

Mit dieser Übung trainierst du dein Gleichgewicht, deinen Beckenboden sowie deine seitlichen Bauchmuskeln.

Spitzentanz

Ausgangsposition:

Nimm ein Brasil® in jede Hand. Finde einen hüftbreiten Stand und lasse die Arme locker neben deinem Oberkörper hängen.

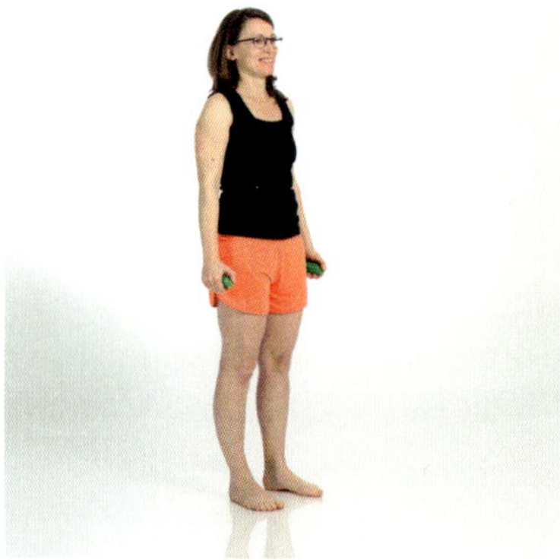

Übungsbeschreibung:

Mit der nächsten Ausatmung schiebst du dich auf deine Fußspitzen nach oben.

Beim Ausatmen stabilisierst du die Position und bleibst auf den Fußspitzen. Atme ein.

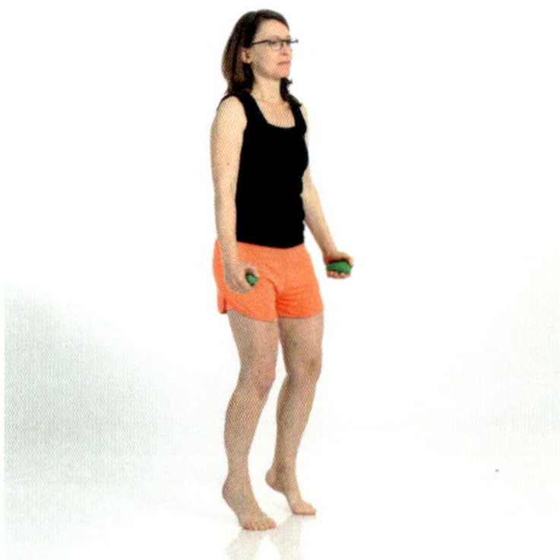

Bei der nächsten Ausatmung beugst du die Knie und schiebst deinen Po nach hinten. Deinen Oberkörper kippst du mit aufrechtem Rücken leicht nach vorne. Strecke deine Arme lang nach vorne zur Verlängerung deines Rückens. Halte die Position und beginne nun, die Brasils® kräftig nach vorne und wieder nach oben zu schütteln. Atme ruhig weiter und zähle langsam bis 8.

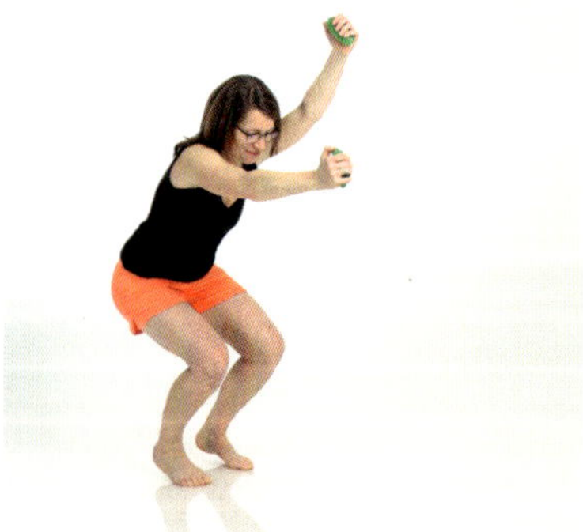

Löse die Position und komme auf den ganzen Fuß zurück. Lockere dich aus und kreise die Schultern nach vorne und hinten. Mache vier Durchgänge.

Star Step

Ausgangsposition:

Stelle dich aufrecht hin. Dein rechtes Bein ist das Standbein. Nimm ein Brasil® in deine rechte Hand.

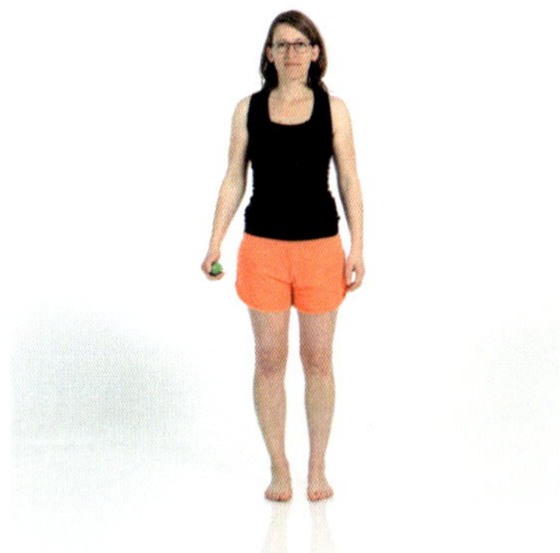

Übungsbeschreibung:

Hebe dein linkes Bein lang gestreckt vom Boden ab. Strecke deinen rechten Arm als Verlängerung des linken Beins nach oben. Atme ganz ruhig weiter und halte die Position.

Schüttle das Brasil® kräftig und zähle langsam bis 8. Löse dich aus der Position und lockere dich aus.

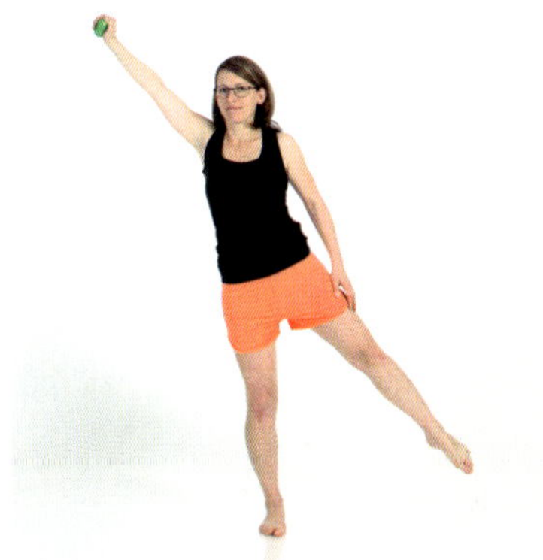

Wechsle auf das linke Bein als Standbein und nimm das Brasil® in die linke Hand. Wiederhole den „Star Step" auf jeder Seite viermal.

8.2 In der Rückenlage

Bauch-Bootcamp

Ausgangsposition:

Komme auf die Matte in die Rückenlage und nimm in jede Hand ein Brasil®.

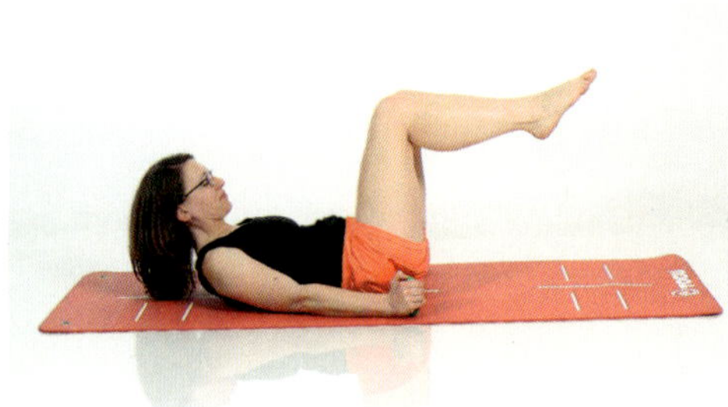

Übungsbeschreibung:

Ziehe die Beine gebeugt in Richtung Brust. Hebe den Oberkörper von der Matte ab, drücke den unteren Rücken in deine Matte, um ein Hohlkreuz zu vermeiden.

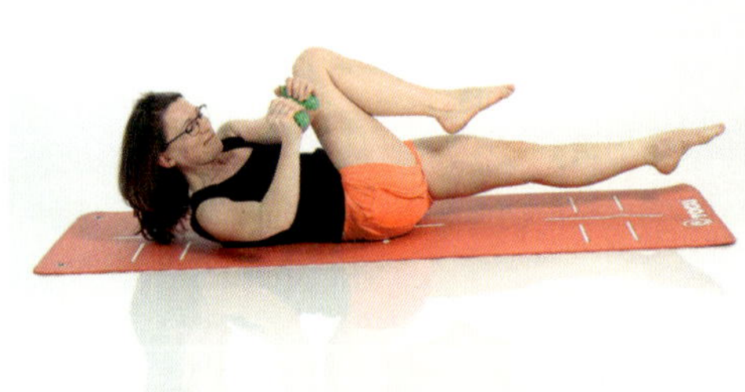

Ziehe das Knie des rechten gebeugten Beins in Richtung Brust. Strecke dein linkes Bein aus und halte es über dem Boden. Je tiefer du dieses Bein über dem Boden hältst, desto anstrengender ist diese Übung.

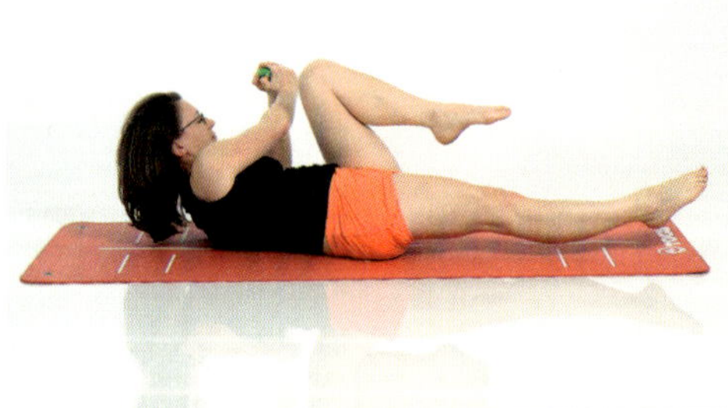

Beuge deine Arme und bringe die Hände neben das rechte gebeugte Bein und beginne, die Brasils® zu schütteln. Schüttle dreimal und atme dabei tief durch den Mund aus.

Mit der Einatmung durch die Nase wechselst du auf die andere Seite. Ziehe dein linkes Bein gebeugt heran und strecke das rechte Bein lang aus. Schüttle die Brasils® auf der linken Seite ebenfalls dreimal.

Ziehe im flotten Wechsel immer ein Bein heran und strecke das andere. Schüttle die Brasils® immer auf der Seite des gebeugten Beins, um so die seitlichen Bauchmuskeln zu trainieren. Achte auf deine Atmung. Atme bei der Belastung des Schüttelns der Brasils® aus.

Wiederhole die Übung auf jeder Seite achtmal.

Tipp:

Diese Übung ist eine echte Herausforderung für die geraden und seitlichen Bauchmuskeln und ist daher erst für dich geeignet, wenn sich der Spalt der geraden Bauchmuskeln bereits wieder geschlossen hat (maximal ein fingerbreiter Spalt darf noch vorhanden sein).

Hast du die Rückbildung erst vor Kurzem abgeschlossen, solltest du zuerst den Rektusdiastase-Selbsttest aus Kap. 1 machen und mit deiner Hebamme Rücksprache halten.

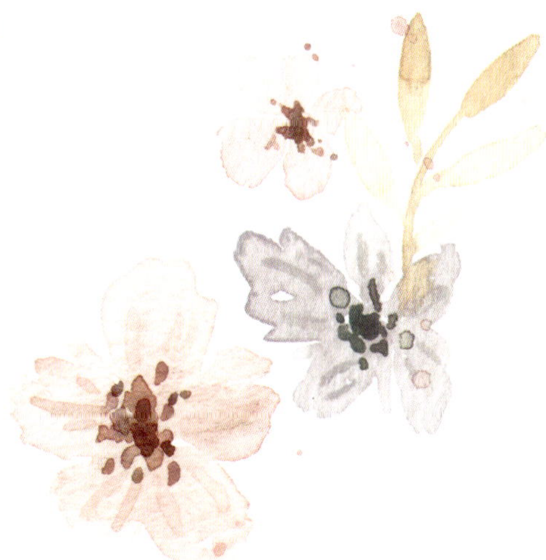

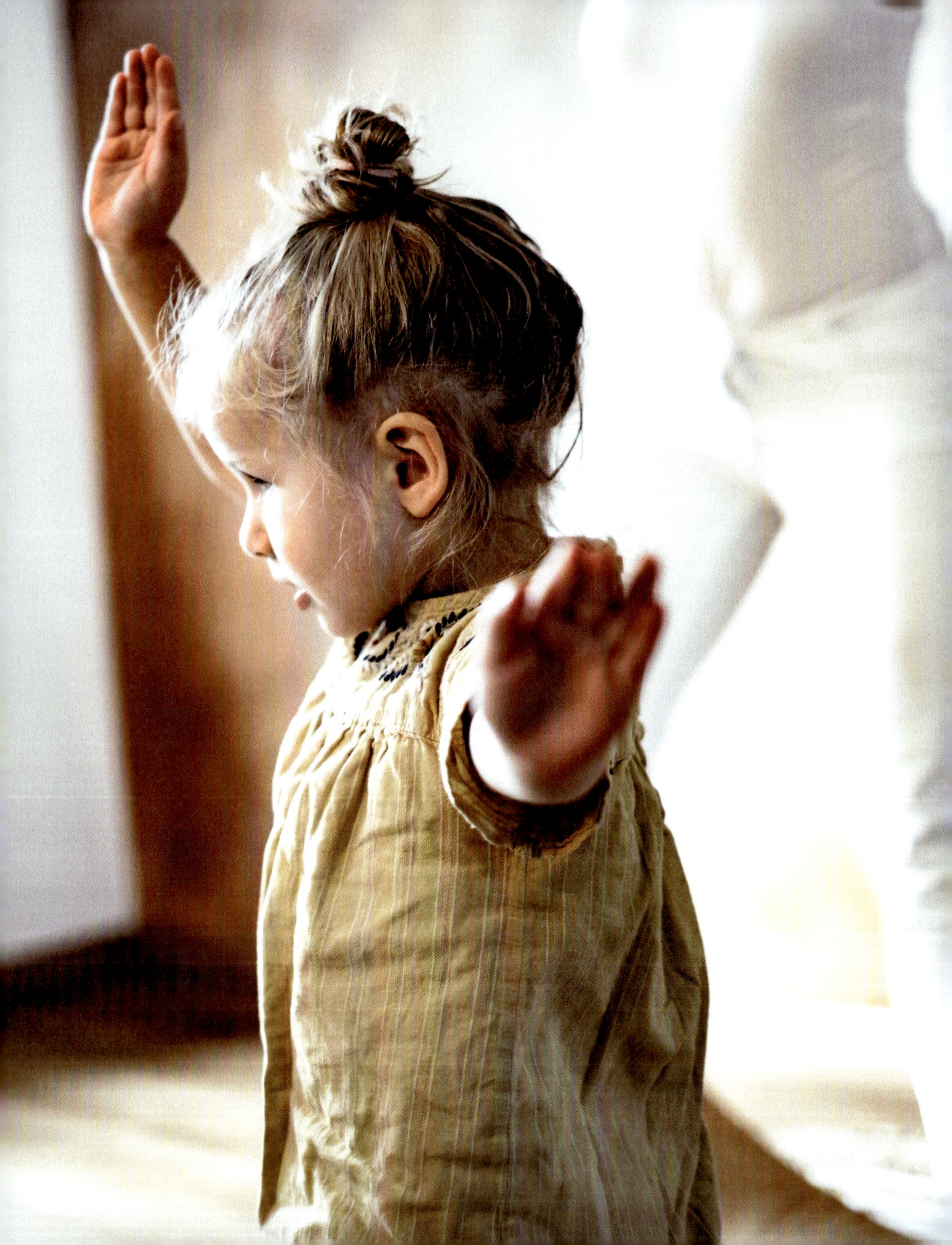

Kapitel 9: Übungen für dich und dein Kind

Kapitel 9: Übungen für dich und dein Kind

Ich möchte dir an dieser Stelle Übungen für dich und dein Kind vorstellen. Es spielt keine Rolle, ob im ersten Lebensjahr, im Kindergarten- oder Schulalter. Kinder lieben es einfach, dabei zu sein, zuzuschauen und mitzumachen. Beziehe dein Kind in deine Bewegungseinheit ein, habt Spaß und genießt die gemeinsame Zeit.

9.1 Übungen mit deinem Baby im ersten Lebensjahr

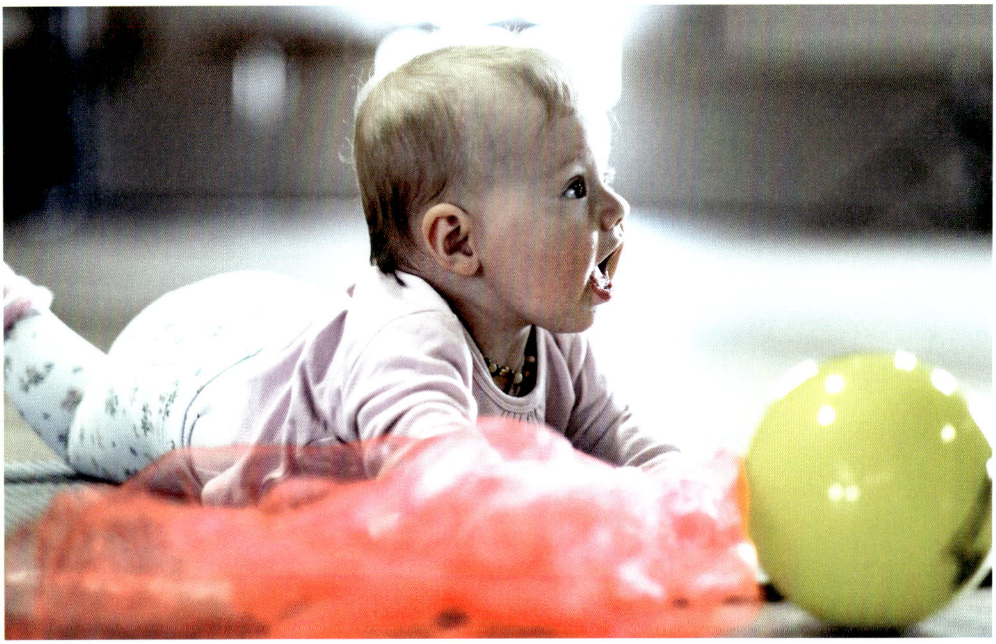

Die folgenden Übungen machen dir und deinem Baby Spaß und stärken gleichzeitig deine Bauch- und Beinmuskulatur. Achte auf die Bedürfnisse deines Babys und mache diese Übungen nur, wenn dein Baby in der Stimmung für ein gemeinsames Spiel ist. Die Übungen sind für Babys ab dem dritten Lebensmonat geeignet.

Nasenküsschen

Ausgangsposition:

Nimm dir ein Kissen für deinen Kopf und lege dich in Rückenlage auf den Boden. Beuge deine Beine und lege dein Baby bäuchlings auf deine Unterschenkel.

Übungsbeschreibung:

Hebe deinen Kopf nun sanft vom Kissen ab und führe deinen Kopf und deine Knie zueinander. So nah, dass du deinem Baby ein Küsschen auf die Nase geben kannst.

Dieses Spiel wird deinem Baby und dir ein Lächeln ins Gesicht zaubern. Wiederhole das „Nasenküsschen" achtmal.

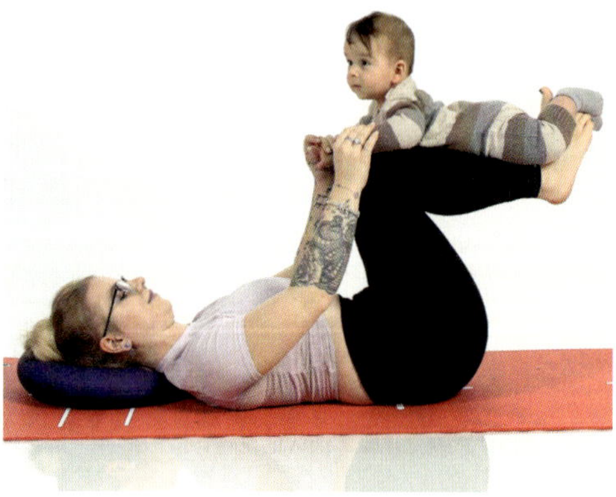

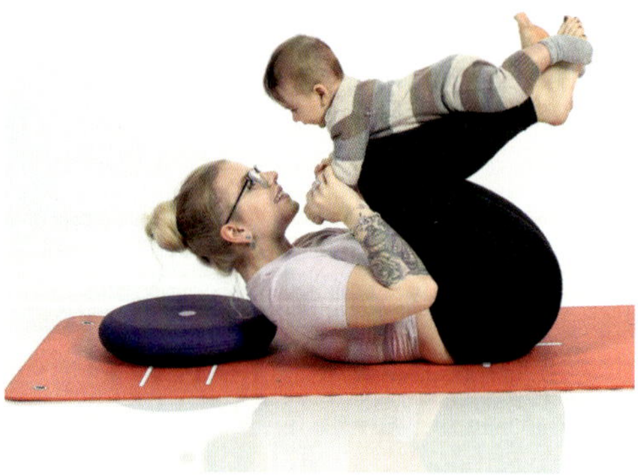

Babyflieger

Ausgangsposition:

Nimm dir ein Kissen für deinen Kopf und lege dich in Rückenlage auf den Boden. Beuge deine Beine und lege dein Baby bäuchlings auf deine Unterschenkel. Halte dein Baby fest.

Übungsbeschreibung:

Wippe nun sanft vor und zurück. Mache Kreisbewegungen mit deinen Unterschenkeln. Probiere aus, welche Bewegung dir guttut. Halte deinen Körper im Gleichgewicht. Atme ruhig und gleichmäßig weiter.

Der „Babyflieger" fördert die Entwicklung des Gleichgewichtsinns – bei dir und deinem Baby. Zudem kräftigt er deine Oberschenkel- und Bauchmuskulatur.

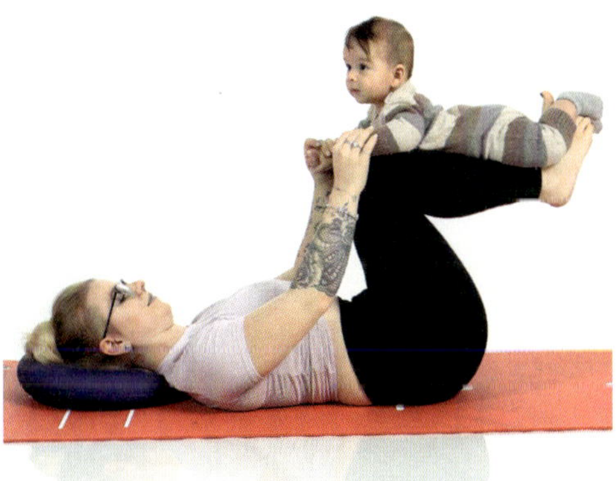

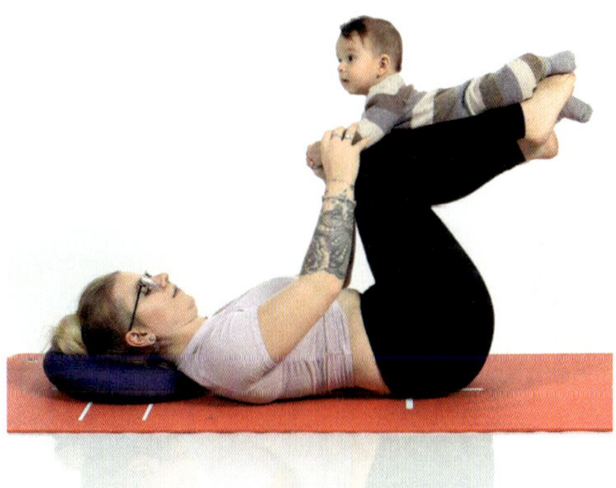

Wiege

Ausgangsposition:

Komme in den Schneidersitz auf deine Matte. Achte darauf, dass du bequem und entspannt sitzt. Lege dein Baby in die Mulde deiner Oberschenkel.

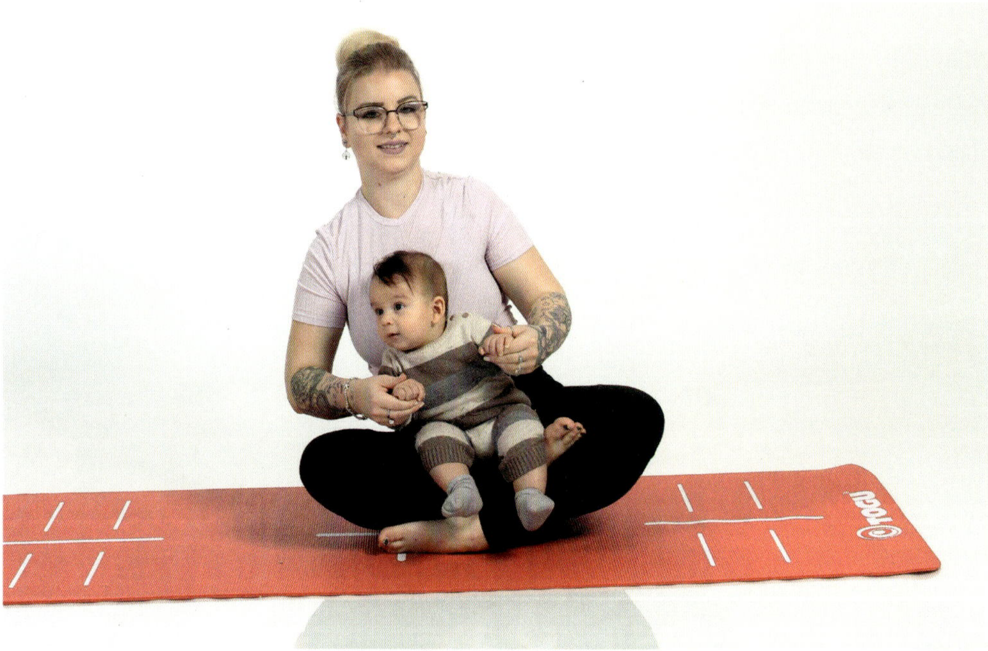

Übungsbeschreibung:

Fasse mit deinen Händen von außen an deine Knie bzw. deine Beine. Schaukele sanft von rechts nach links. Atme dabei ruhig und gleichmäßig.

Genieße die Bewegung mit deinem Baby. Wenn du möchtest, singe deinem Baby etwas vor. Der Schneidersitz unterstützt die Dehnung deines Beckenbodens.

9.2 Gemeinsames Singen und Tanzen

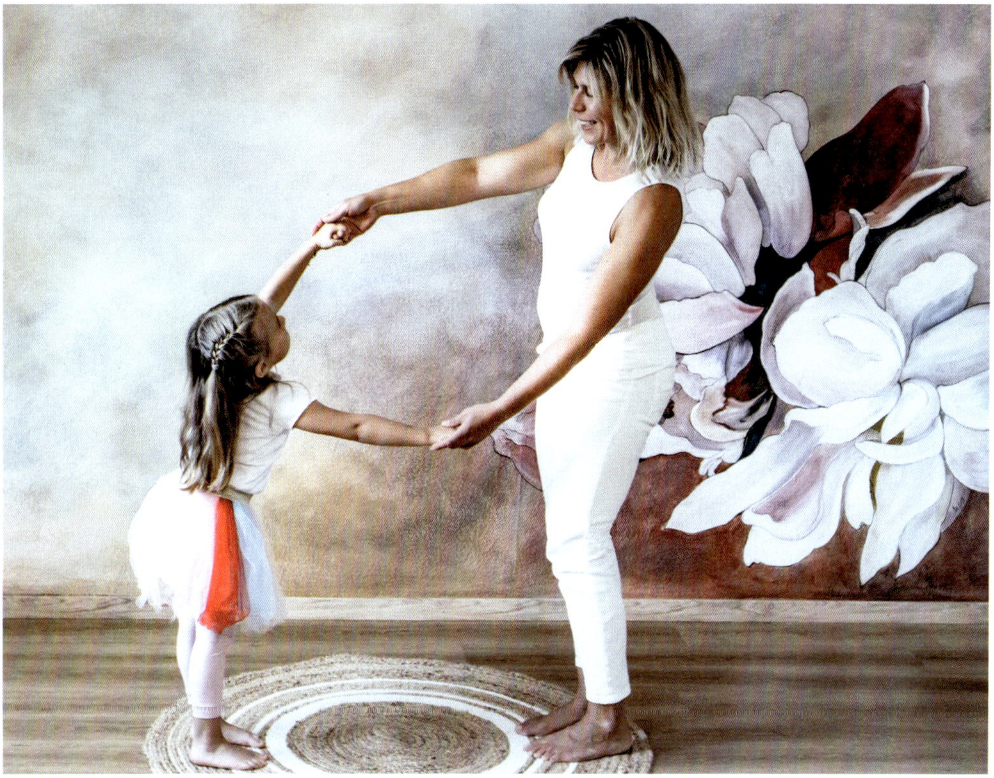

Kinder lieben Musik, besonders, wenn die Lieder von dir gesungen werden und du sie regelmäßig wiederholst. Wiederholungen schaffen deinem Kind Vertrautheit und Sicherheit. Diese Bewegungsanregung passt wundervoll in deinen Alltag und kann zu eurem festen Ritual werden.

Übungsbeschreibung:

Nimm dein Kind auf den Arm oder tanzt gemeinsam durch den Raum. Bewege dich locker und ungezwungen.

Ich möchte dir ein paar wunderschöne Lieder an dieser Stelle vorstellen:

Kinder-Gstanzl

(Text und Melodie aus „Singzwerge und Krabbelmäuse", Elke Gulden und Bettina Scheer, Ökotopia Verlag, Aachen – mit freundlicher Genehmigung)

Ich hab zwei Augen, ich hab einen Mund

´Ne Nase, zwei Ohren

Bin froh und gesund!

/: Holla di-hia, holla di-ho (drehe dich im Kreis)

Holla di-hopsasa (kleiner Hopser)

Holla di-ho :/

Ich hab zwei Füße, ich hab einen Bauch

Zwei Hände, zehn Finger, die habe ich auch!

/: Holla di-hia, holla di-ho (drehe dich im Kreis)

Holla di-hopsasa (kleiner Hopser)

Holla di-ho :/

Igele Igele

(Text und Melodie: Allgemeines Liedgut)

Igele, Igele, schau in Spiegele, deine Beine sind krumm (Mama-Squat).

Igele, Igele, schau in Spiegele, deine Beine sind kurz (Mama-Squat).

Sind deine Beine auch krumm, dreh dich im Kreise herum (sich im Kreis drehen).

Sind deine Beine auch kurz, das ist doch pipe und schnurz (Mama-Squat)

Mama-Boogie-Woogie

(Text: Canan Nagl, Melodie: Allgemeines Liedgut)

Ich tu den Fuß in die Mitte, tu den Fuß (Po, Kopf, Hand, Hüfte) *wieder raus.*

Ich tu den Fuß in die Mitte und dann schüttel ich ihn aus.

Ich tanze Boogie-Woogie und ich drehe mich herum und mache einen Sprung!

9.3 Kniereiter

Ausgangsposition:

Setze dich auf den Boden, strecke deine Beine aus (stelle deine Beine auf oder setze dich in den Schneidersitz) und nimm dein Kind auf den Schoß mit Blickrichtung zu dir. Bewege nun deine Beine passend zum Lied.

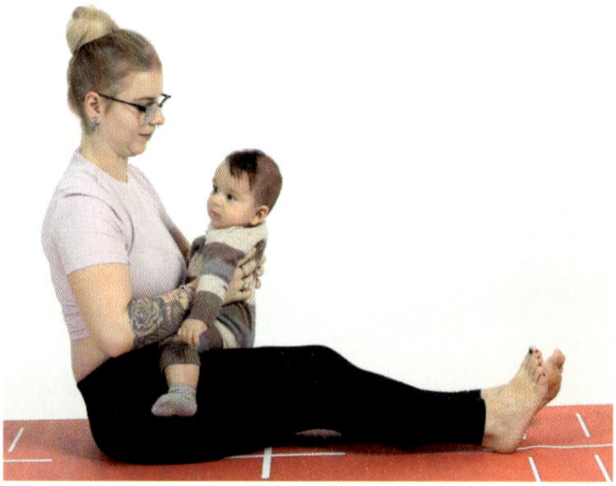

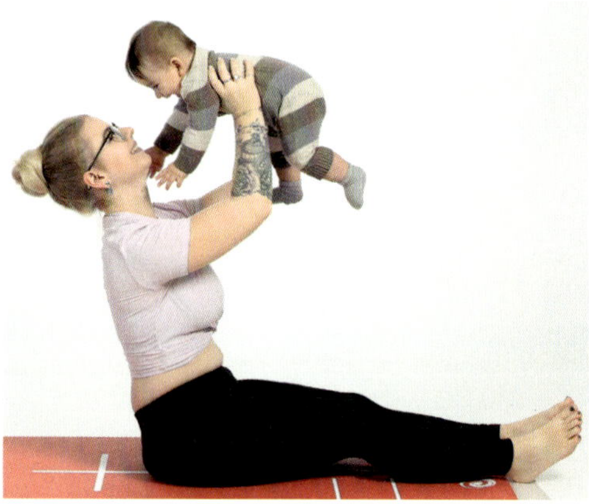

Eine Schnecke

(Text: Canan Nagl, Melodie: Bruder Jakob)

Eine Schnecke, eine Schecke.

Krabbelt rauf, krabbelt rauf.

Krabbelt wieder runter, krabbelt wieder runter.

Landet sanft im Gras, landet sanft im Gras.

9.4 Lieder für ruhige Momente

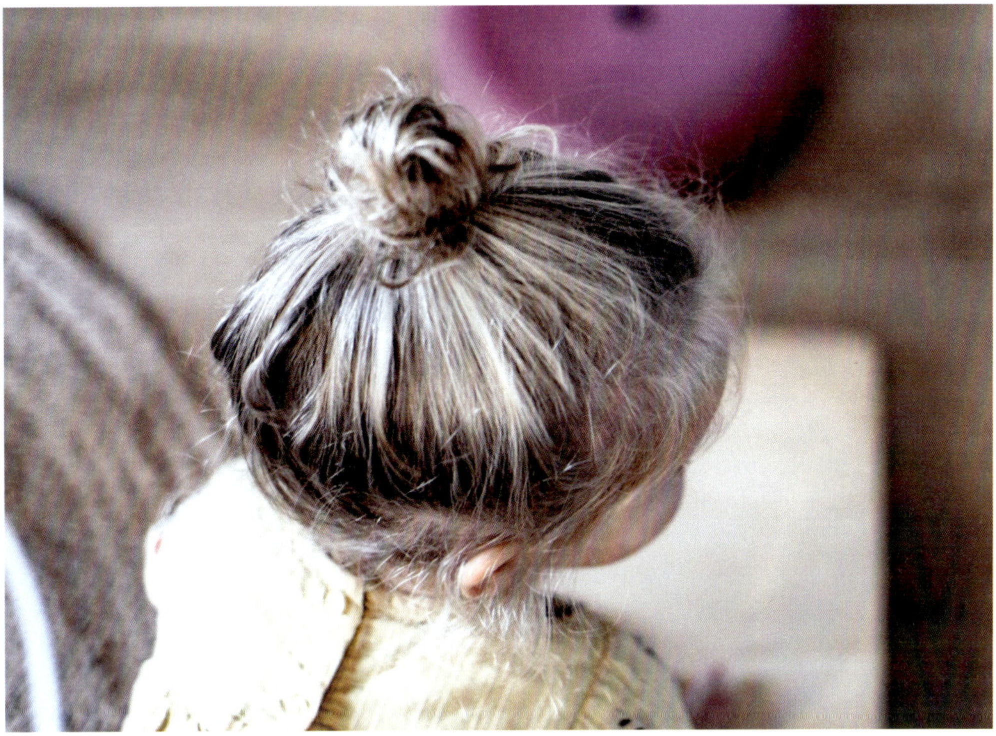

Still ist´s im Zimmer

(Text und Melodie: Allgemeines Liedgut)

Still ist's im Zimmer, draußen ist's Nacht.

Einer gibt immer gut auf dich acht.

Mit meinen Händen streichel ich dich.

Schlaf ein, mein Kleines, drück dich an mich.

Ami Tomake (Ich liebe dich, mein Baby)

(Text und Melodie: Allgemeines Liedgut)

Ami Tomake

Balobashi Baby

9.5 Übungen mit deinem Kleinkind

Kinder haben einen natürlichen Bewegungsdrang. Diesen sollten wir für uns nutzen, um fit zu bleiben.

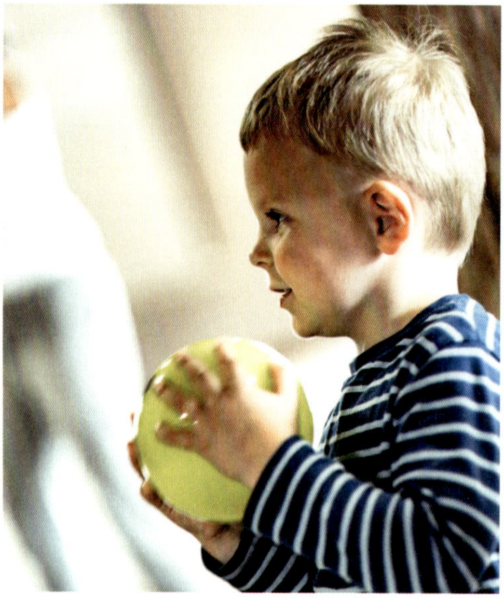

Balanceparcours – mit allen Sinnen erleben

Ich möchte dir Ideen für draußen und drinnen geben. Wenn du das Glück hast, dass sich ein Wald in deiner Umgebung befindet, nutze ihn! Der Wald bietet euch alles, was ihr braucht, um aktiv zu sein: Geschicklichkeit, Grob- und Feinmotorik, Konzentration und Wahrnehmung werden geschult.

Im Wald

Suche dir vorab eine geeignete Strecke und/oder Stelle im Wald. Eure Waldtour soll euch Spaß machen und dein Kind nicht überfordern. Baumstämme, große Steine, Gräben, Felsen, Blätterhaufen schenken euch Freiraum zum Balancieren, Klettern, Springen, Hüpfen und Turnen.

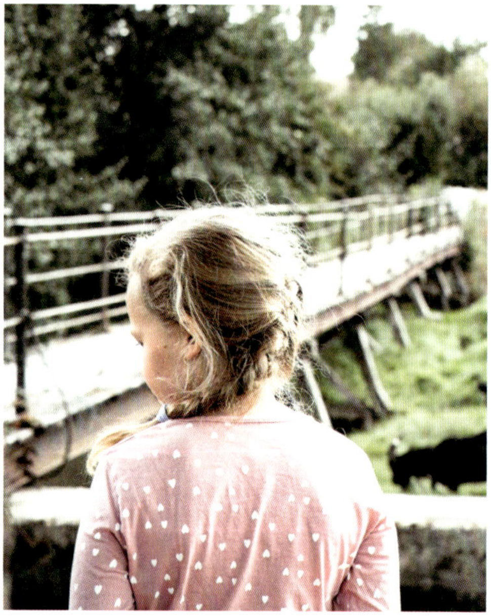

Tipp:

Nimm auf alle Fälle einen Rucksack mit Verpflegung und einen Sammelbeutel für die Schätze, die dein Kind unterwegs findet, mit.

Im Garten

Auch hier ist eurer Fantasie keine Grenze gesetzt. Eine Mauer, Holzbretter aus dem Schuppen und gemalte Kreidelinien oder Hüpfkästchen auf den Wegen eignen sich hervorragend zum Balancieren. Macht doch mal ein Wettrennen, hüpft auf einem Bein oder spielt Fangen, um spielerisch in Bewegung zu bleiben.

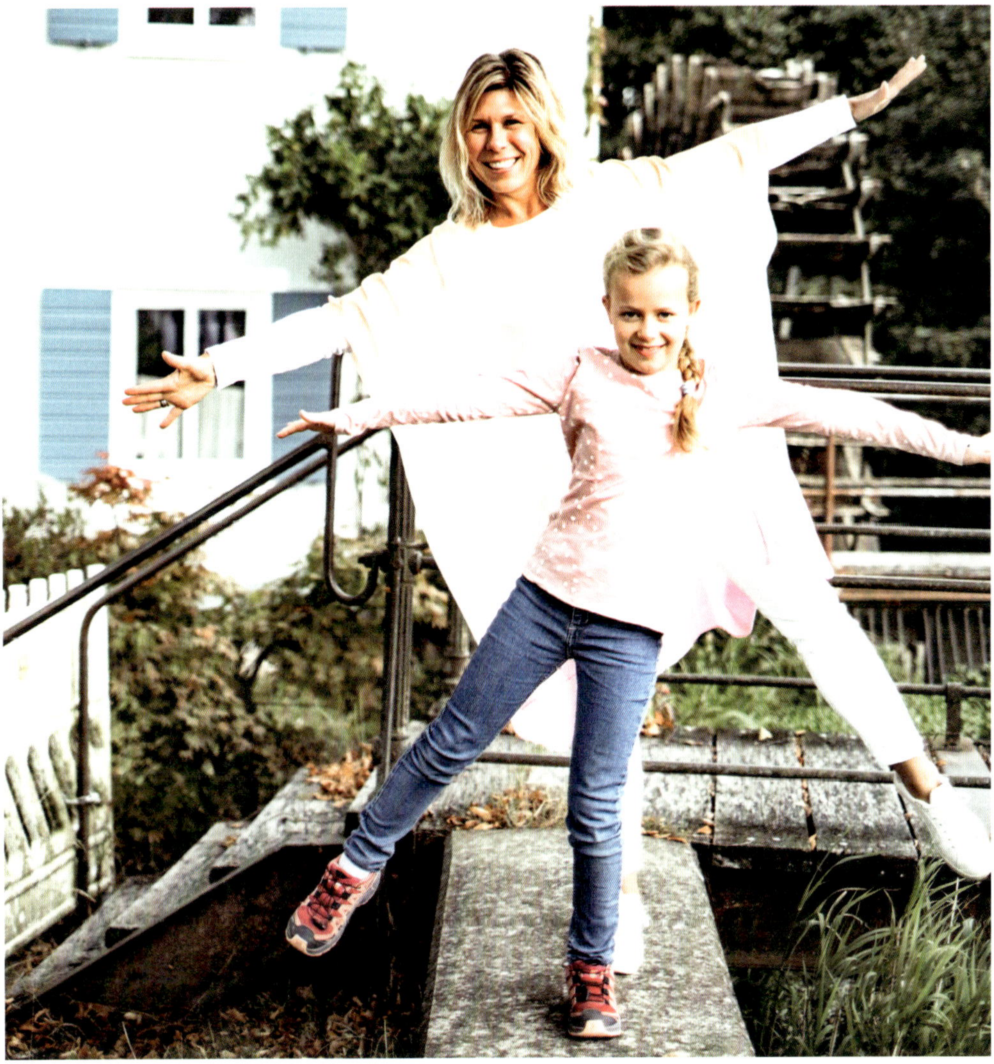

Zu Hause

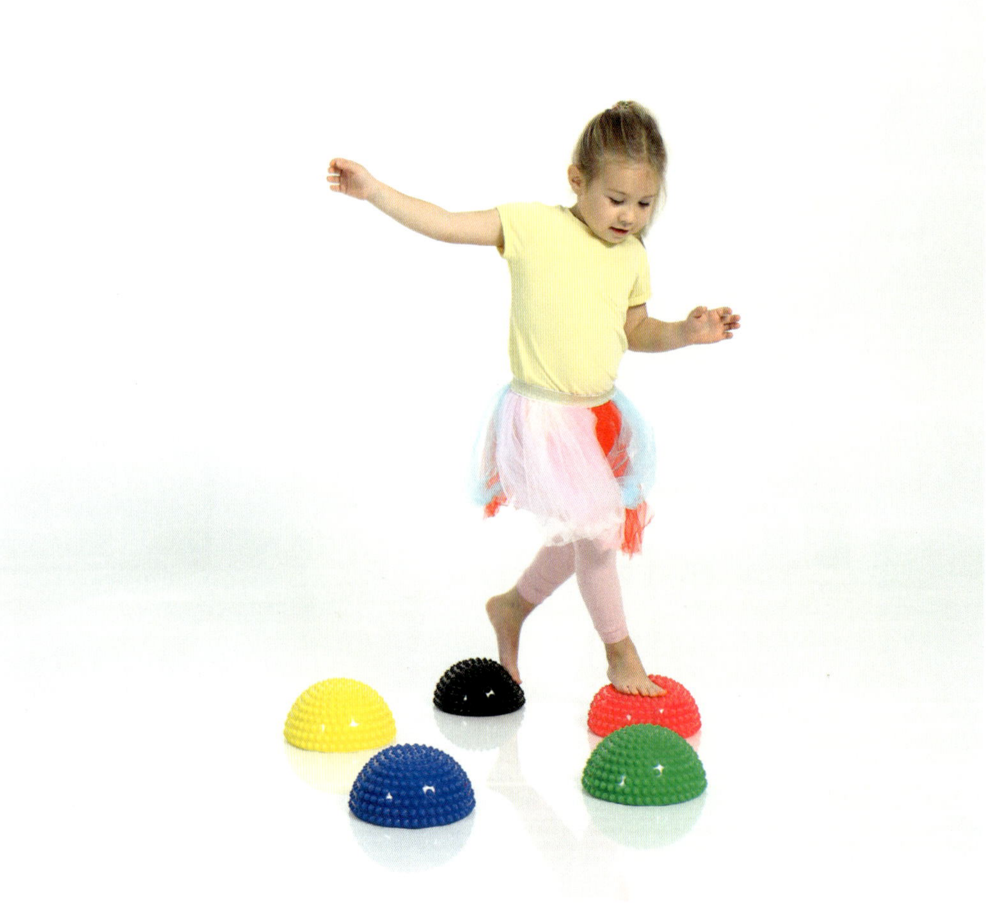

Auch zu Hause kannst du für euch einen kleinen Parcours aufbauen. Du kannst dafür verschiedene Alltagsgegenstände verwenden. Kissen, Decken, eine eingerollte Gymnastikmatte oder ein Seil. Eine zusätzliche Herausforderung bringen euch die SENSO® Balance Igel von Togu.

Versucht, auf euren Fußspitzen über die einzelnen Hindernisse zu balancieren. Stimmt dazu noch den „Mama-Boogie-Woogie" an und versucht, gleichzeitig in Bewegung zu bleiben.

9.6 Übungen mit dem Balance-Board

Übungen mit Balance-Boards (z. B. WackelWipp von Heart4play®) machen sehr viel Spaß und sind dabei auch richtig anstrengend.

Wenn ihr zwei Boards habt, könnt ihr gemeinsam die folgenden Übungen machen. Besonders schön ist es, wenn ihr euch gegenübersteht und dein Kind deine Bewegungen nachmachen kann.

Vielleicht nehmt ihr noch ein paar bunte Tücher dazu und lasst sie in den Händen mitschwingen.

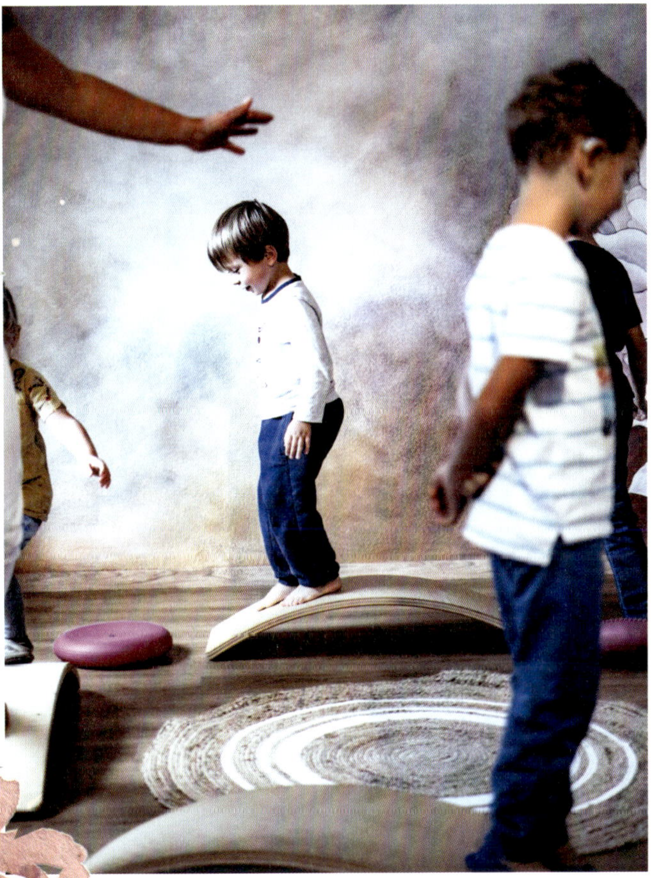

Segelboot

Ausgangsposition:

Stelle dich mehr als hüftbreit auf das Board.

Übungsbeschreibung:

Wippe von rechts nach links. Erst langsam und dann immer schneller. Schwinge die Arme locker von rechts nach links. Wenn du dich stabilisiert hast, nimm die Arme lang gestreckt nach oben und lasse sie zur Beinbewegung mitschwingen.

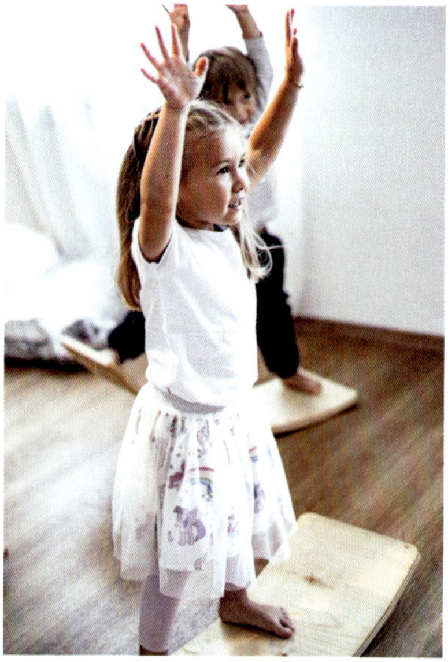

Wippe

Ausgangsposition:

Stelle dich der Länge nach, in Schrittstellung, auf dein Board.

Übungsbeschreibung:

Wippe nun nach vorne und nach hinten. Erst langsam und dann immer schneller. Nimm die Arme dazu und schwinge sie ebenfalls nach vorn und hinten.

Wechsle das Standbein und wippe noch eine Runde. Solange es dir Spaß macht.

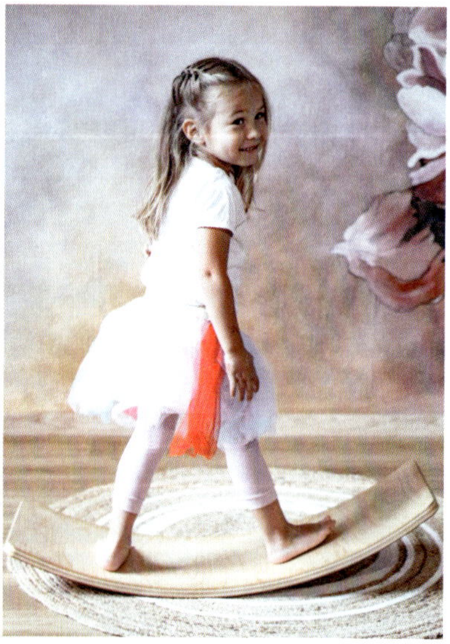

Kleines Dreieck

Ausgangsposition:

Komme der Länge nach in den Vierfüßlerstand auf das Board.

Übungsbeschreibung:

Schiebe dein Becken und deinen Po nach oben. Deine Knie sind gebeugt. Lasse deinen Kopf entspannt hängen. Achte auf deine Hände und Füße, sodass du einen stabilen Halt hast, aber deine Fingerspitzen nicht unter dem Brett einklemmst.

Schaukle nun sanft nach vorne und hinten.

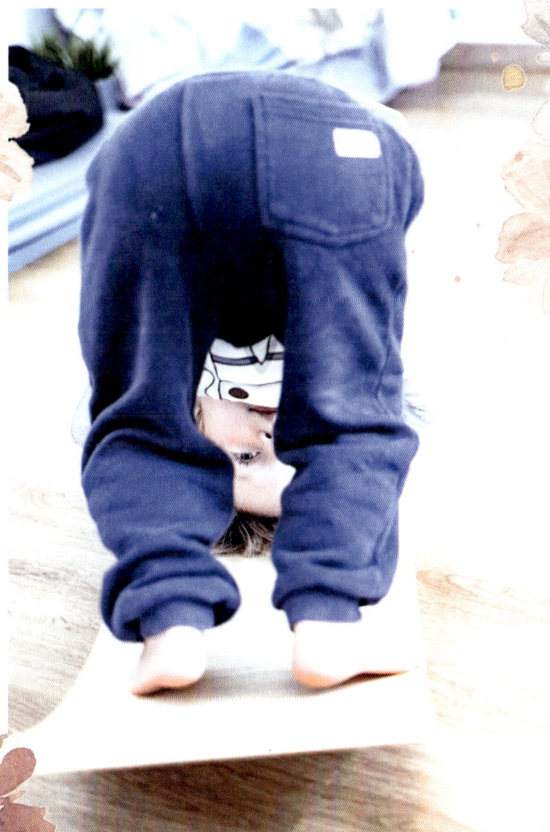

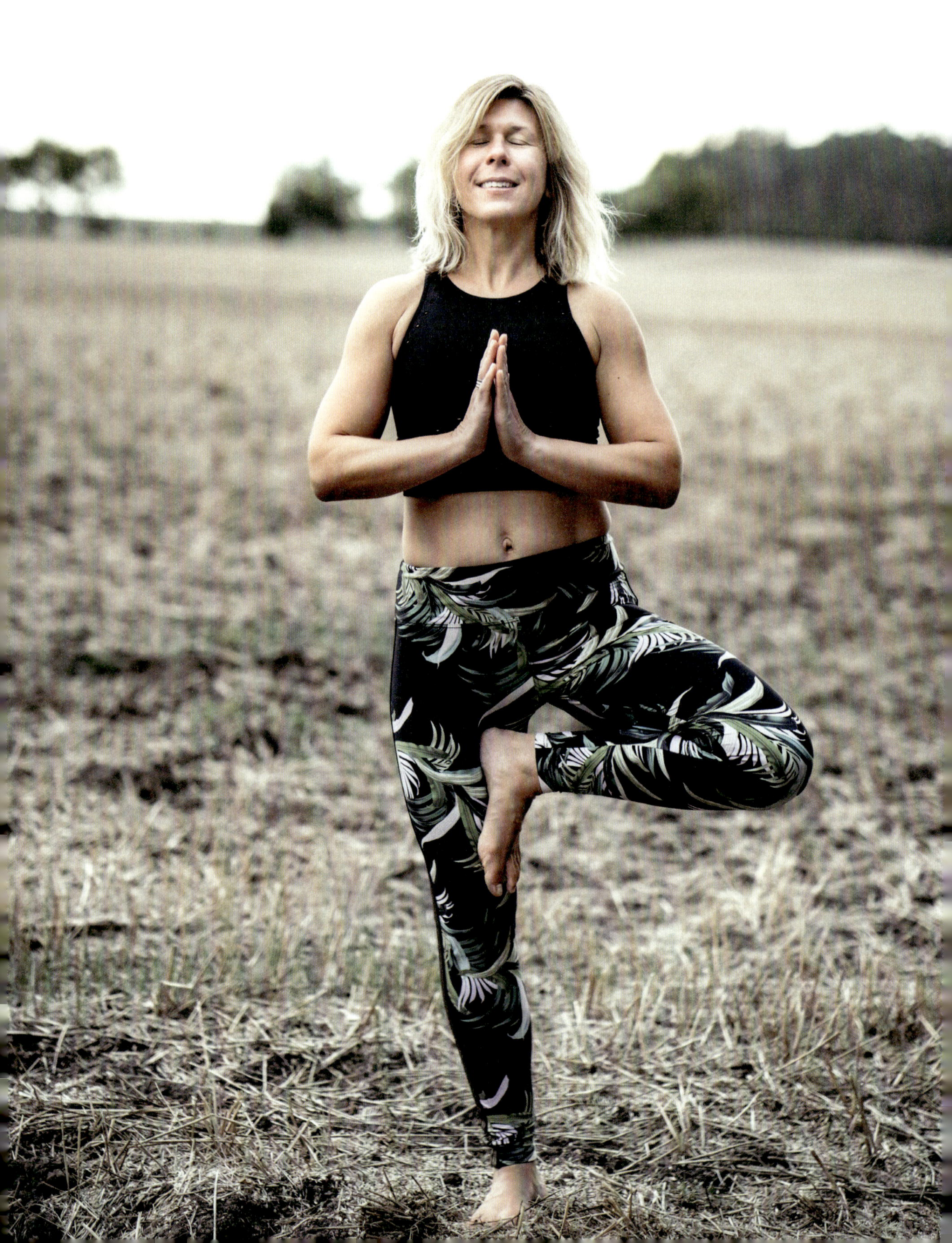

Kapitel 10: Kleine Inseln in deinem Mamaalltag

Kapitel 10:
Kleine Inseln in deinem Mamaalltag

10.1 Atemübungen

Goldenes Herz

Stelle dich aufrecht hin. Deine Schultern, dein Gesicht und dein Mund sind ganz entspannt. Schließe deine Augen. Atme ganz ruhig weiter, bis alle Anspannung und Stress von dir abfallen.

Übungsbeschreibung:

Atme tief durch die Nase ein, öffne deine Arme weit gestreckt nach außen. Tanke dabei frische Energie.

Atme durch den Mund aus, umarme dich dabei. Behalte die positive Kraft in dir.

Wiederhole diese Atemübung so oft, bis du die Verbundenheit zu dir spürst und dich geerdet fühlst.

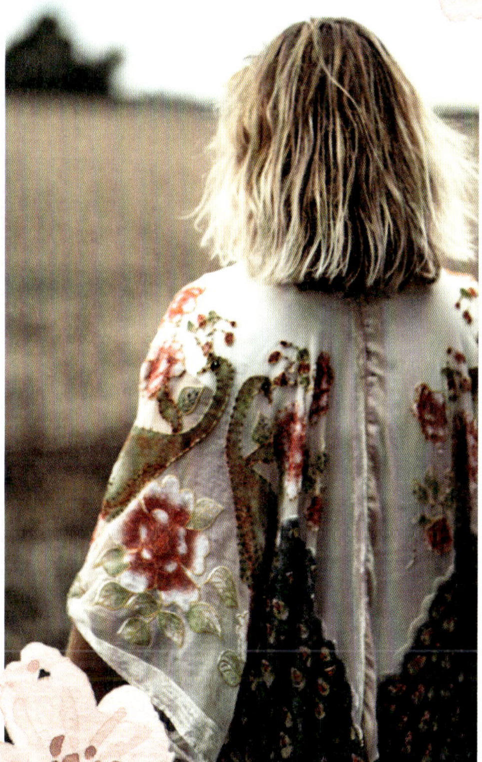

Bergatmung

Ausgangsposition:

Nimm eine bequeme Position im Sitzen ein. Schließe deine Augen und werde ganz ruhig.

Übungsbeschreibung:

Atme durch den Mund ein und durch den Mund wieder aus. Flute deinen Körper mit Sauerstoff.

Spüre, wie deine Körpermitte mit neuer Energie versorgt wird.

Nimm so viele Atemzüge, wie du brauchst, um ganz bei dir zu sein.

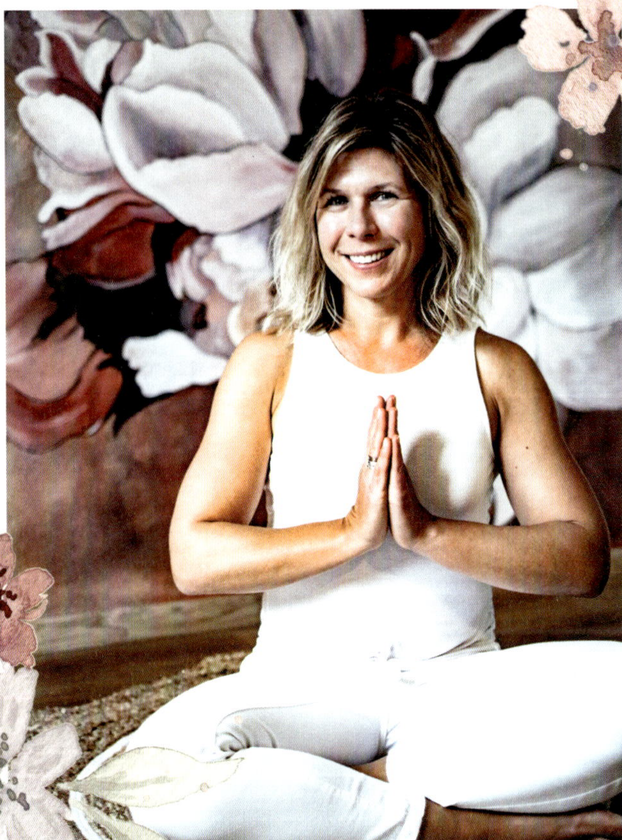

Wärme in dir

Ausgangsposition:

Finde eine bequeme Position im Sitzen. Dein Rücken ist aufrecht, deine Schultern und dein Gesicht sind ganz entspannt. Schließe deine Augen. Lasse los.

Übungsbeschreibung:

Atme tief durch die Nase ein und tanke positive Energie. Atme bewusst durch die Nase wieder aus.

Fühle, wie die Wärme in deinen Bauch strömt.

Nimm so viele Atemzüge, bis du spürst, dass sich die Wärme in deinem Körper ausgebreitet hat.

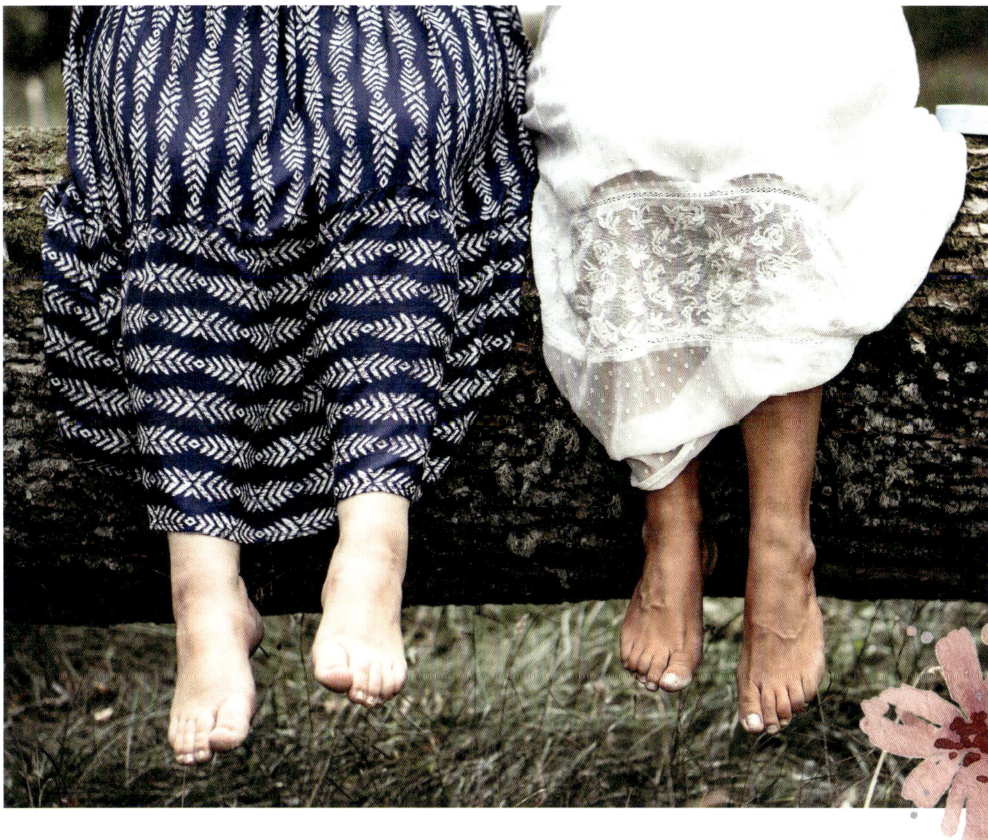

10.2 Wohlfühleinheiten

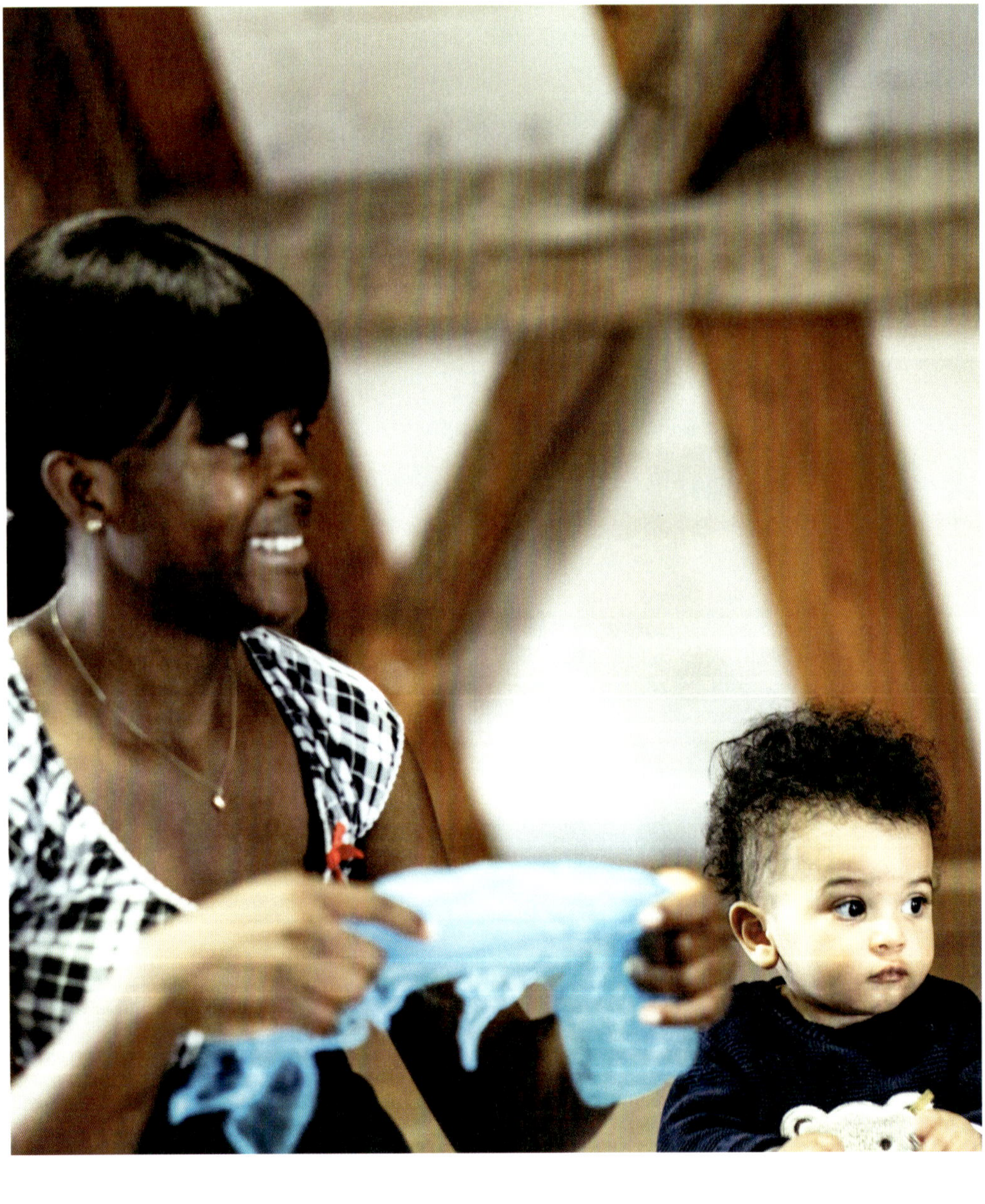

Morgenritual

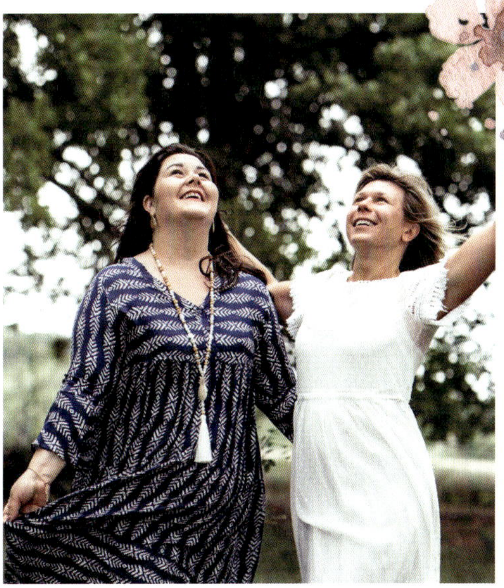

Die Sonne geht auf.	Einen großen Kreis mit den Händen zeichnen.
Zwischen Himmel und Erde bin ich.	Den rechten Arm nach unten und den linken Arm nach oben strecken.
Ich öffne das Fenster.	Die Arme nach vorne öffnen.
Und schaue mich um	Den Kopf nach rechts und links drehen.
Feuer, Wasser.	Die Hände ahmen die Elemente nach.
Ich nehme mir, was ich brauche.	Greife mit deinen Händen.
Es ist genug für alle da.	Geste des Gebens
Ich komme zurück zu mir.	Umarmung
Und zu meinem Herzen.	Namasté

Frische Energie

Ausgangsposition:

Öffne ein Fenster und spüre die frische Luft. Schließe deine Augen, nimm die Geräusche wahr und lasse sie vorbeiziehen.

Übungsbeschreibung:

Atme ganz bewusst und tief durch die Nase ein. Lasse deinen Atem durch den Mund wieder ausströmen. Spüre die Ruhe in dir. In deinen Gedanken sagst du dir beim Einatmen: „Lass" und beim Ausatmen: „los" – „lass los". Tanke so neue Kraft und Energie.

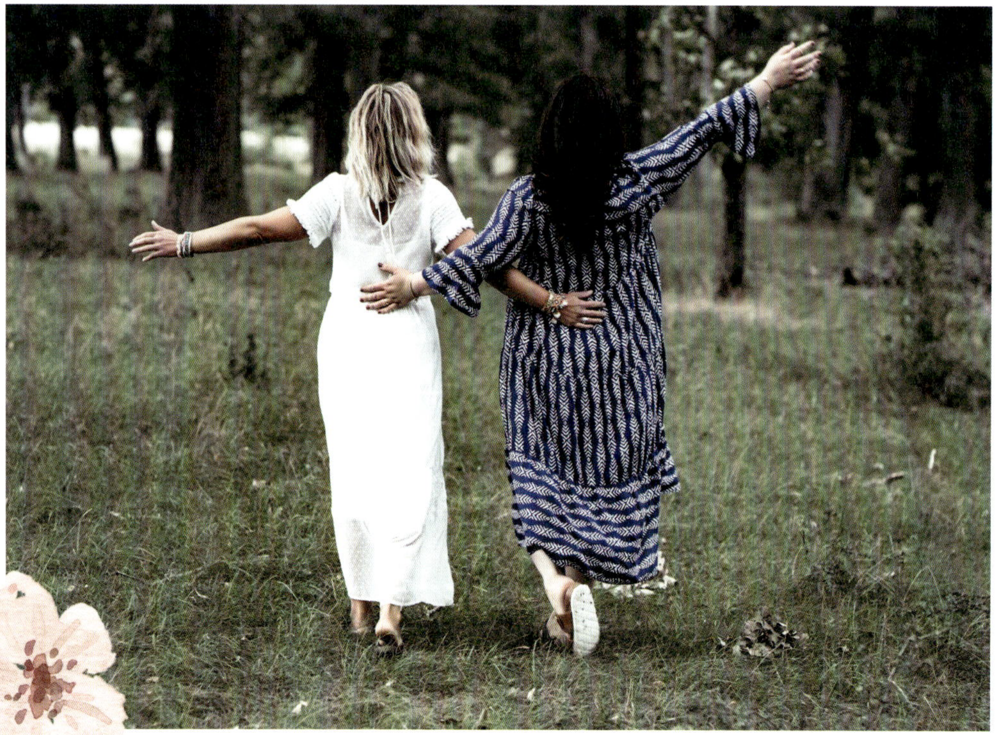

Abendritual

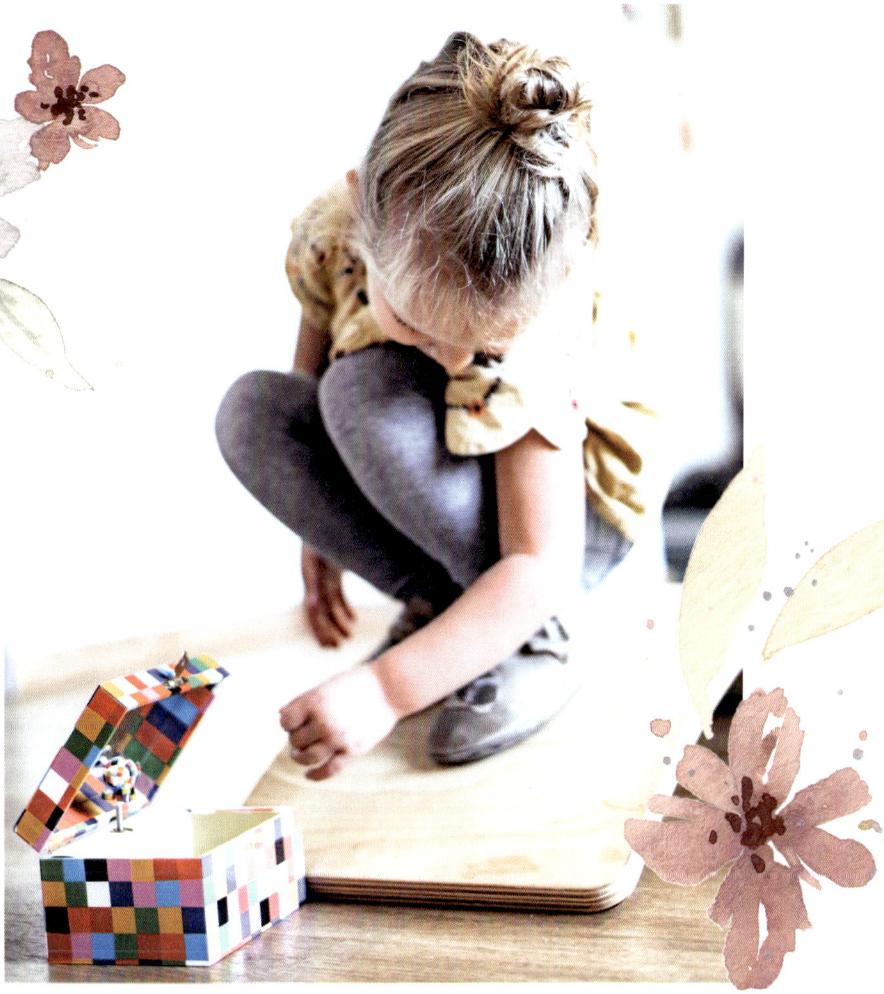

Schreibe dir täglich drei Dinge in deinem Tagebuch auf, die dein Herz haben strahlen lassen. Das entschleunigt und schafft dir Bewusstheit für die positiven Erlebnisse des Tages. Baue dieses achtsame Ritual in deinen Mamaalltag ein.

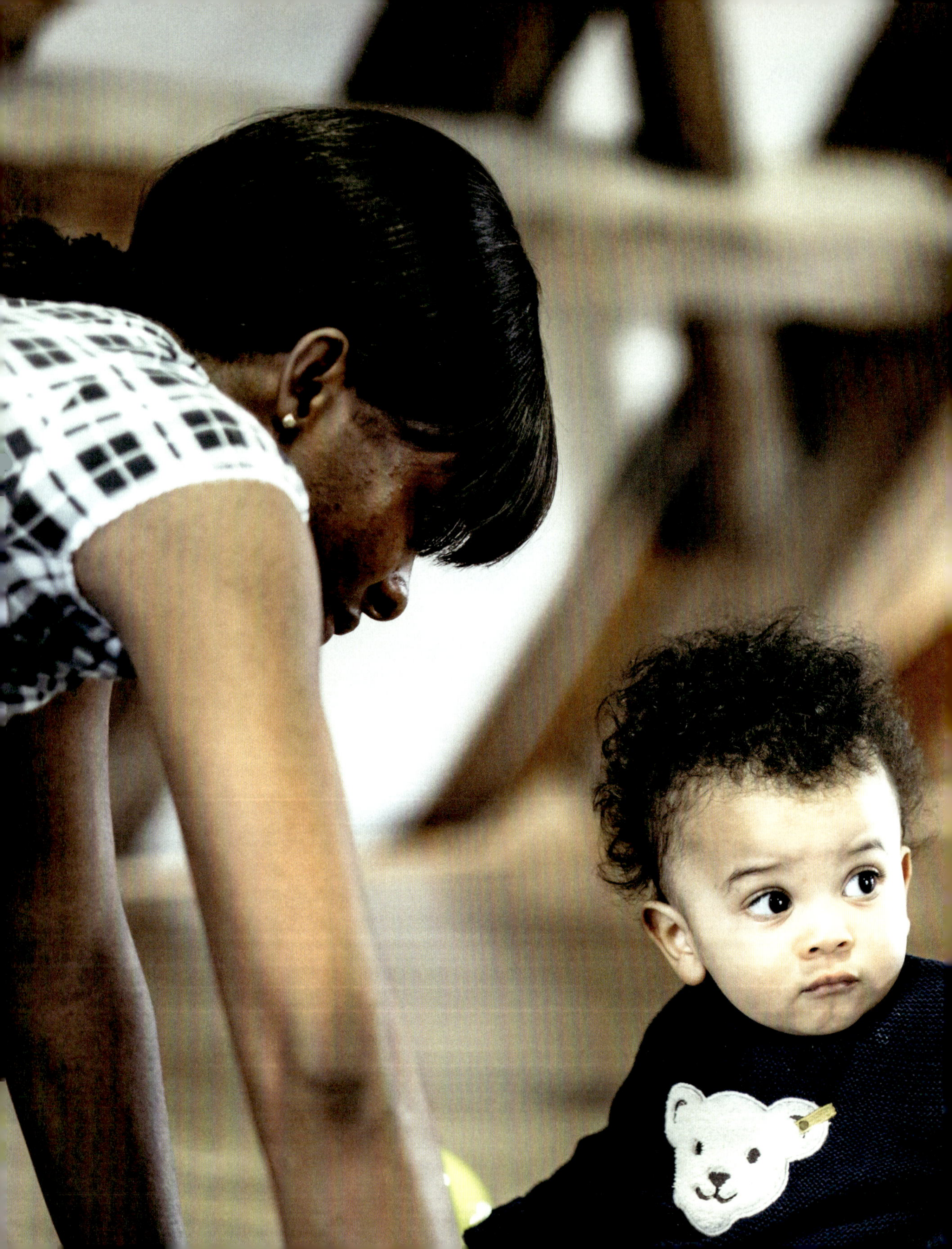

Kapitel 11:
10-Minuten-Workouts

Kapitel 11: 10-Minuten-Workouts

11.1 Morgenflow

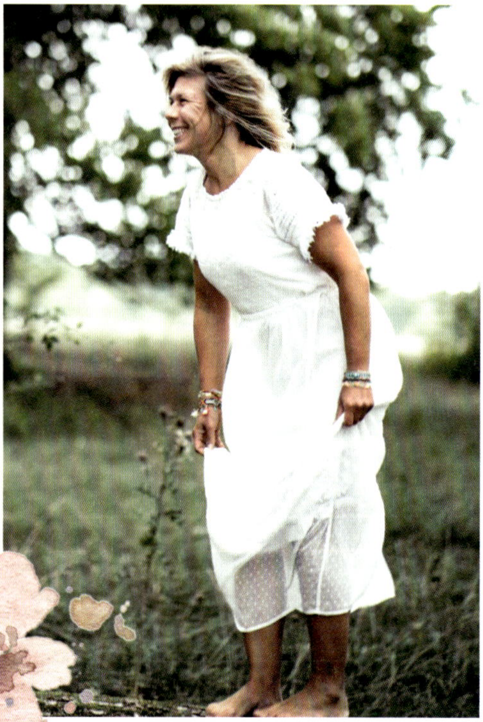

Ausgangsposition:

Beginne mit dem Morgenritual, um dich zu mobilisieren und mit frischer Energie in den Tag zu starten.

Übungsbeschreibung:

Laufe auf deinen Fußspitzen eine Runde durch die Küche oder den Garten. Gerne barfuß! Rolle deine Schultern vor und zurück

Die Möwe

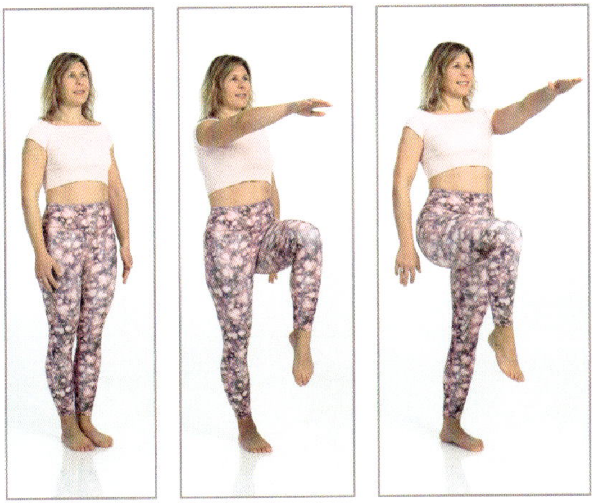

Mama-Squat

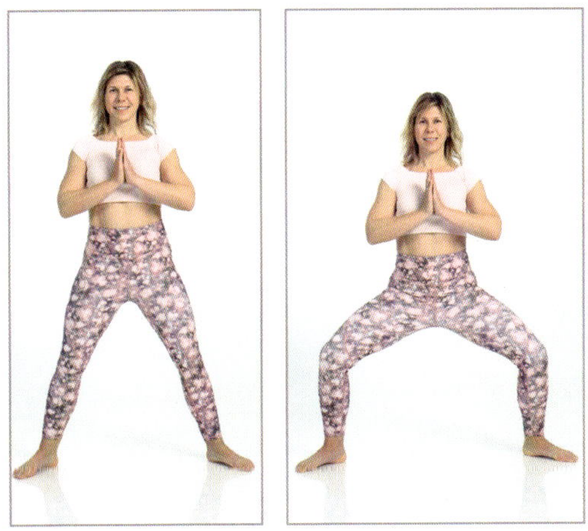

Mama-Walking-Plank

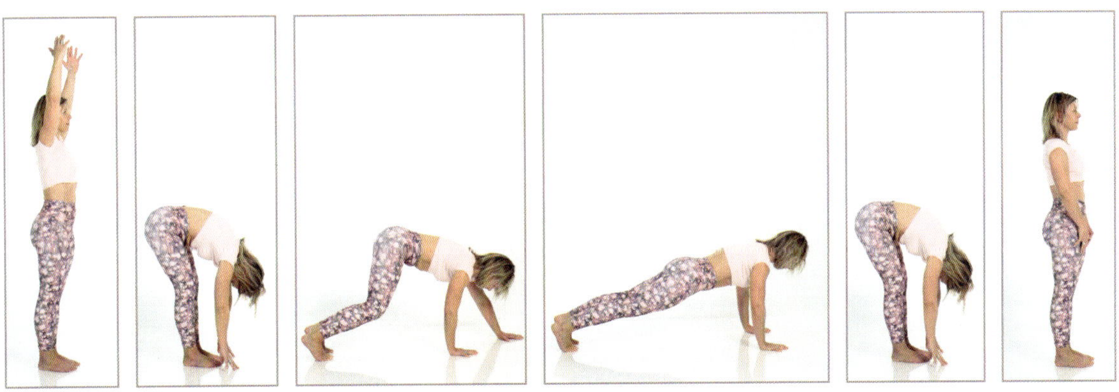

11.2 Bauch-Bootcamp

Bei diesem Mini-Workout steht deine stabile Mitte im Vordergrund.

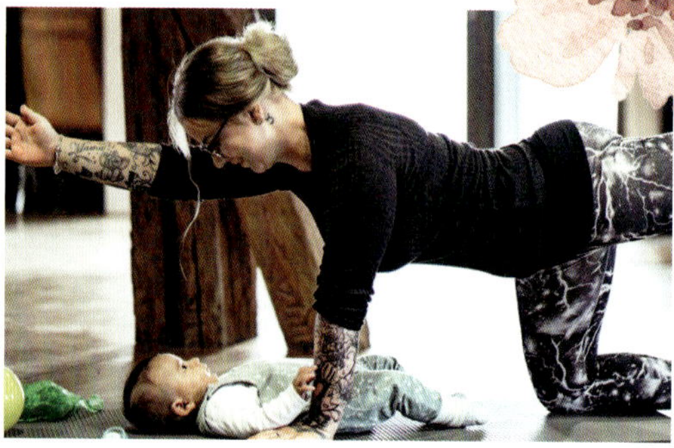

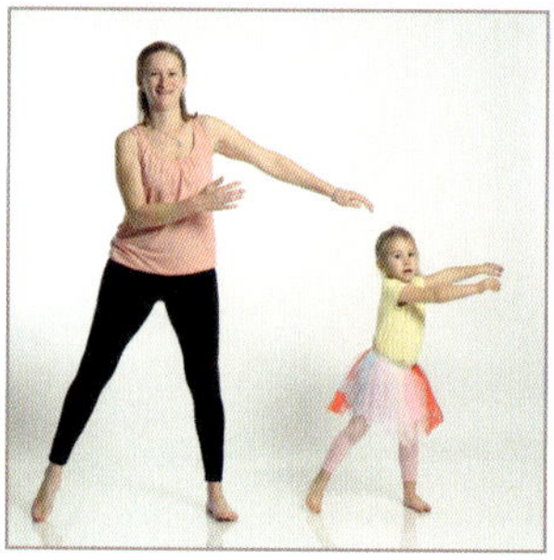

Side to Side mit Schulterkreisen

Beckenbodenfreundlicher Hampelmann

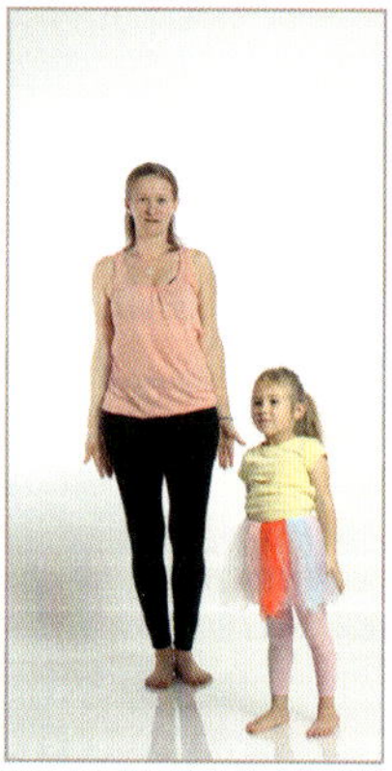

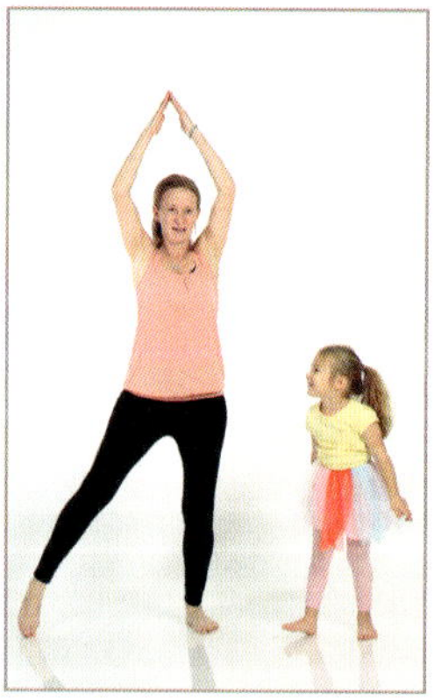

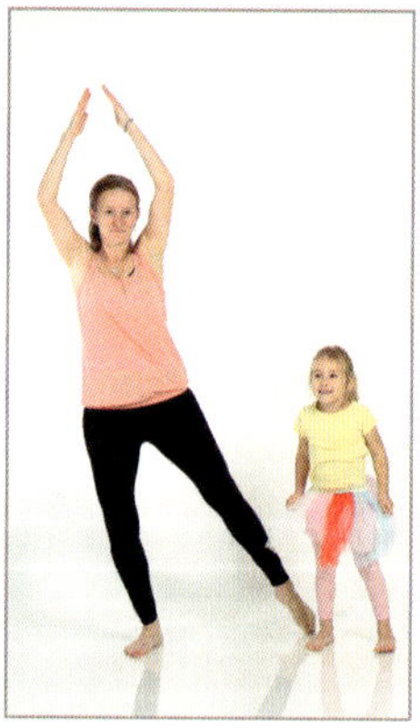

Mama-Feuerfüße

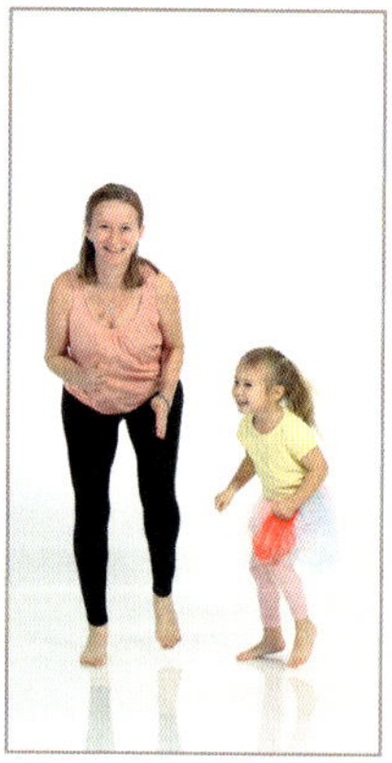

Knieheber (1. Variante)

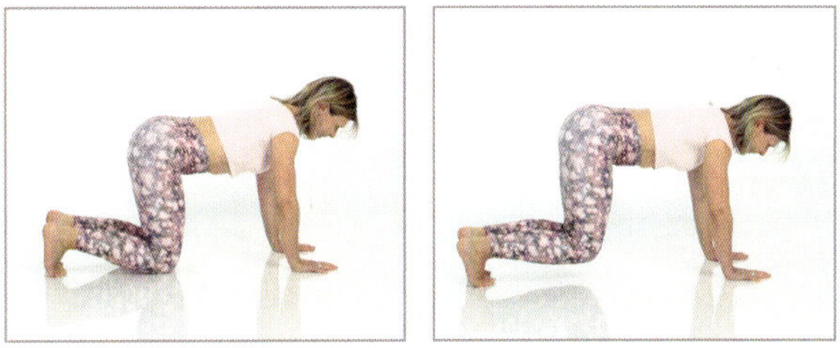

Knieheber (2. Variante)

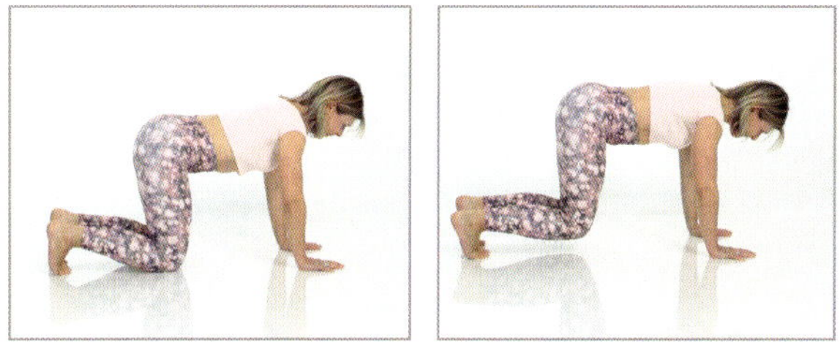

Knieheber (3. Variante)

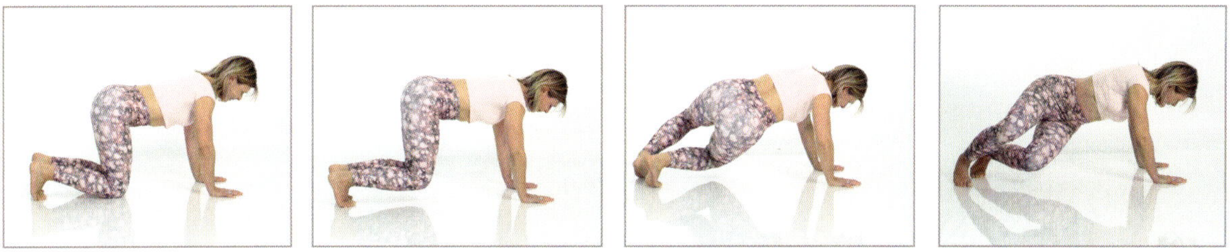

Mama-Liegestütz

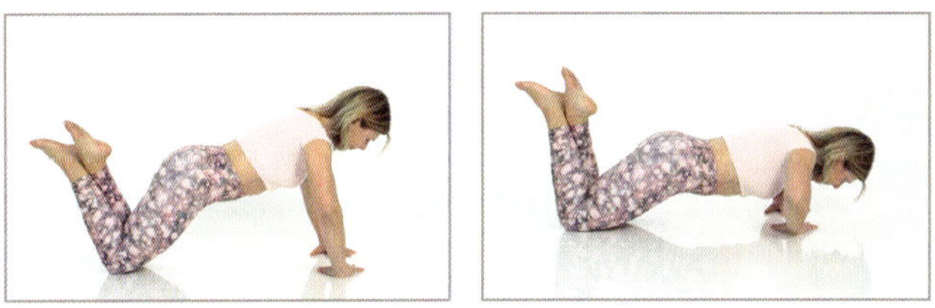

Radfahren

Raupe

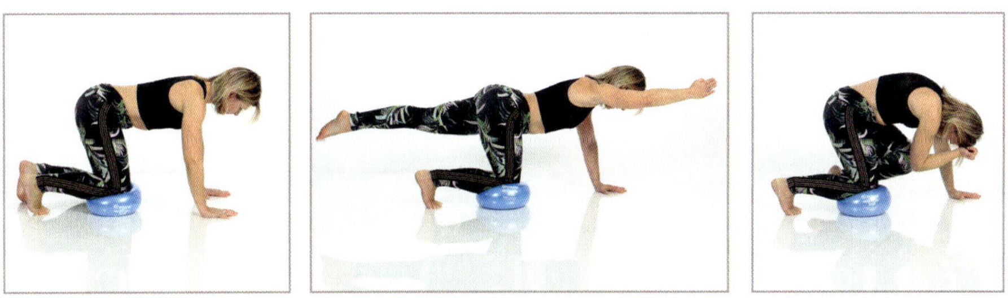

Entspannungsübung

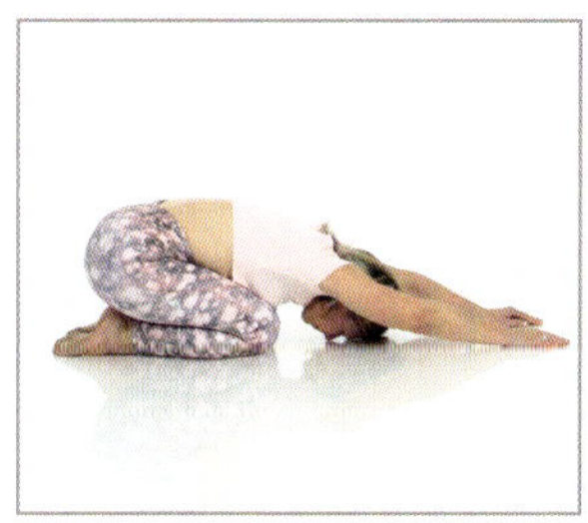

11.3 Fatburner

Hier stehen Ausdauer und Kraft im Wechsel auf dem Programm, um effektiv zu trainieren.

Übungsabfolge

Zwei Ausdauerübungen – jeweils zwei Durchgänge

Zwei Kraftübungen – jeweils zwei Durchgänge

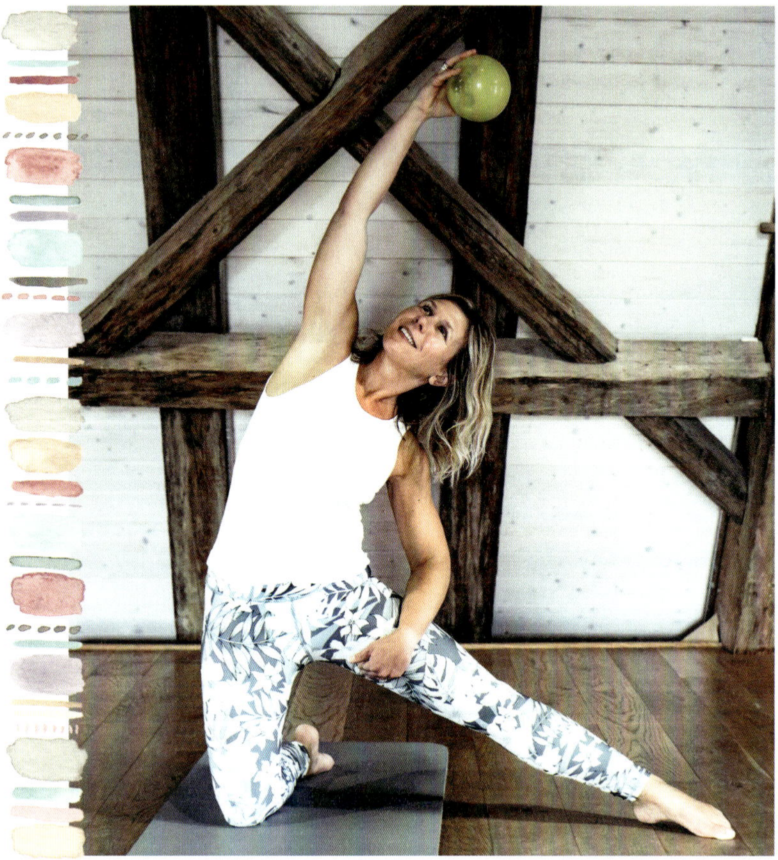

Block 1 Ausdauer (zwei Durchgänge)

Beckenbodenfreundlicher Hampelmann (25-mal)

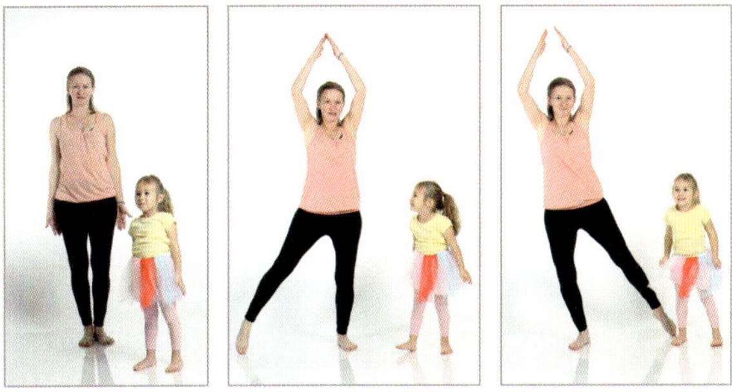

Mama-Feuerfüße (zähle langsam bis 25)

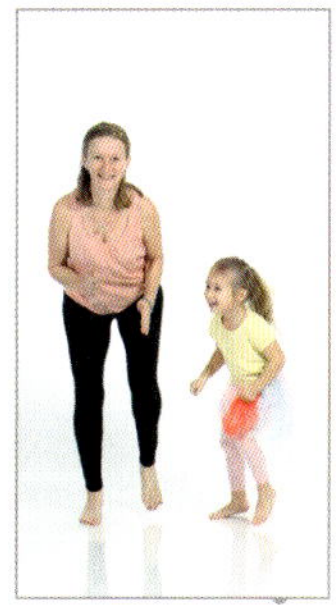

Block 1 Kraft (zwei Durchgänge)

Mama-Squat (gehe 12-mal tief)

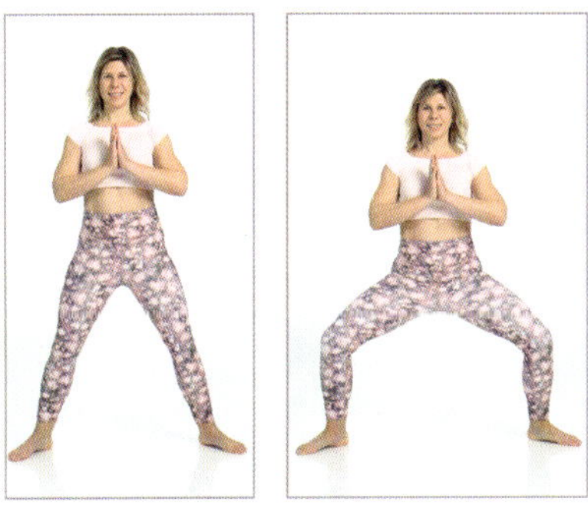

Mama-Barre (hebe jede Ferse 24-mal)

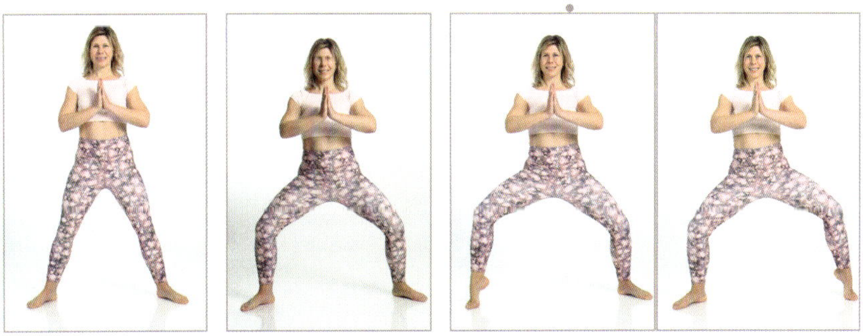

Block 2 Ausdauer (zwei Durchgänge)

Seilspringen (zähle langsam bis 25)

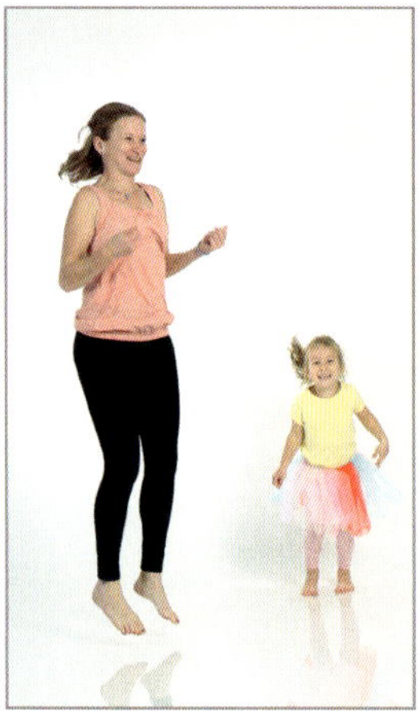

Step Touch

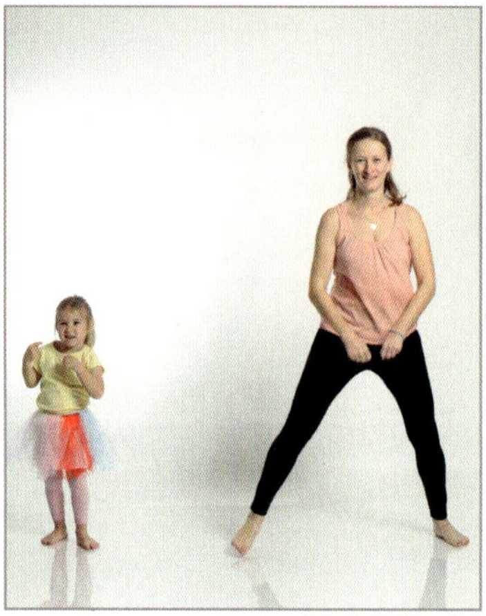

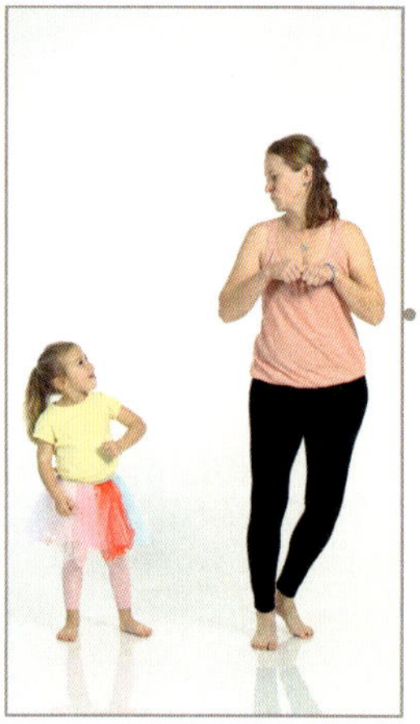

Block 2 Kraft (zwei Durchgänge)

Super-Mama (12-mal und beim zweiten Durchgang Standbeinwechsel)

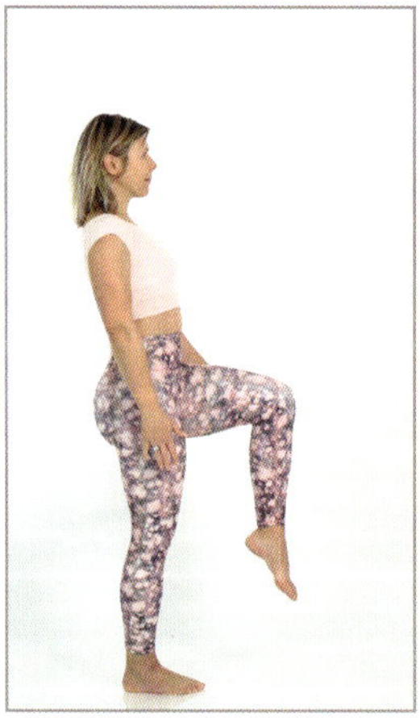

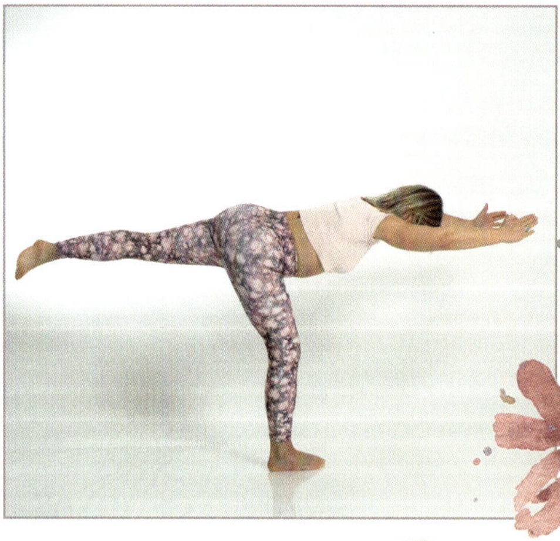

Holzhacker und Paddler (wechsle im zweiten Durchgang die Position der Handflächen)

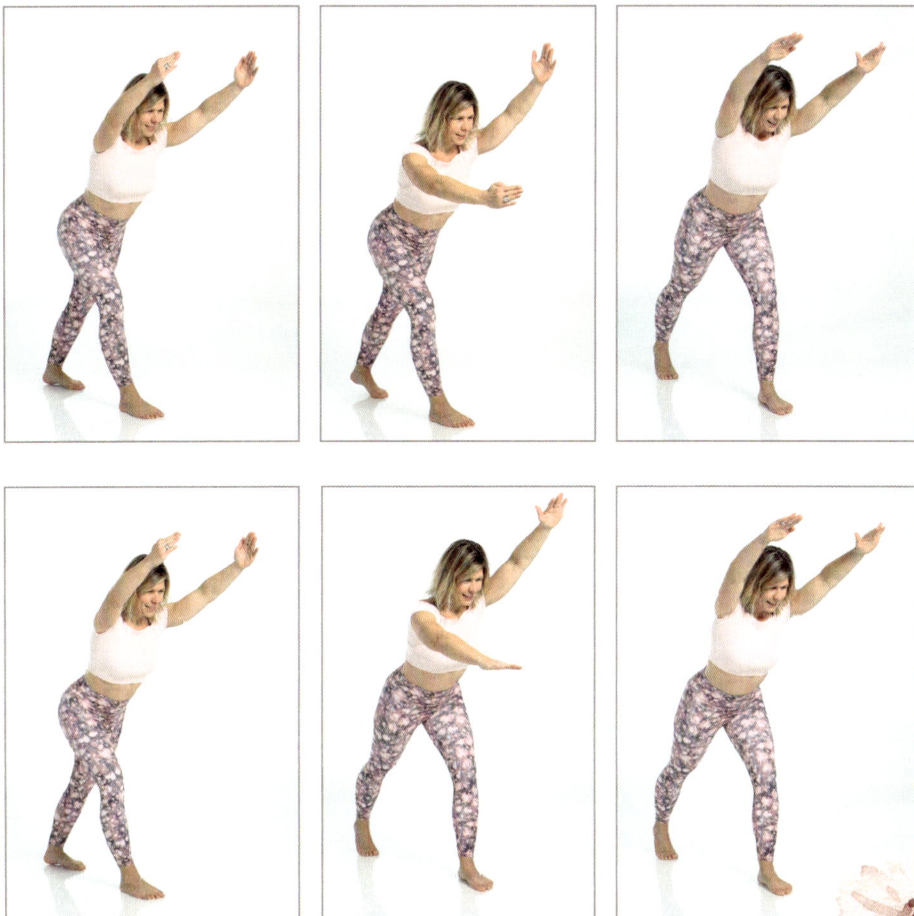

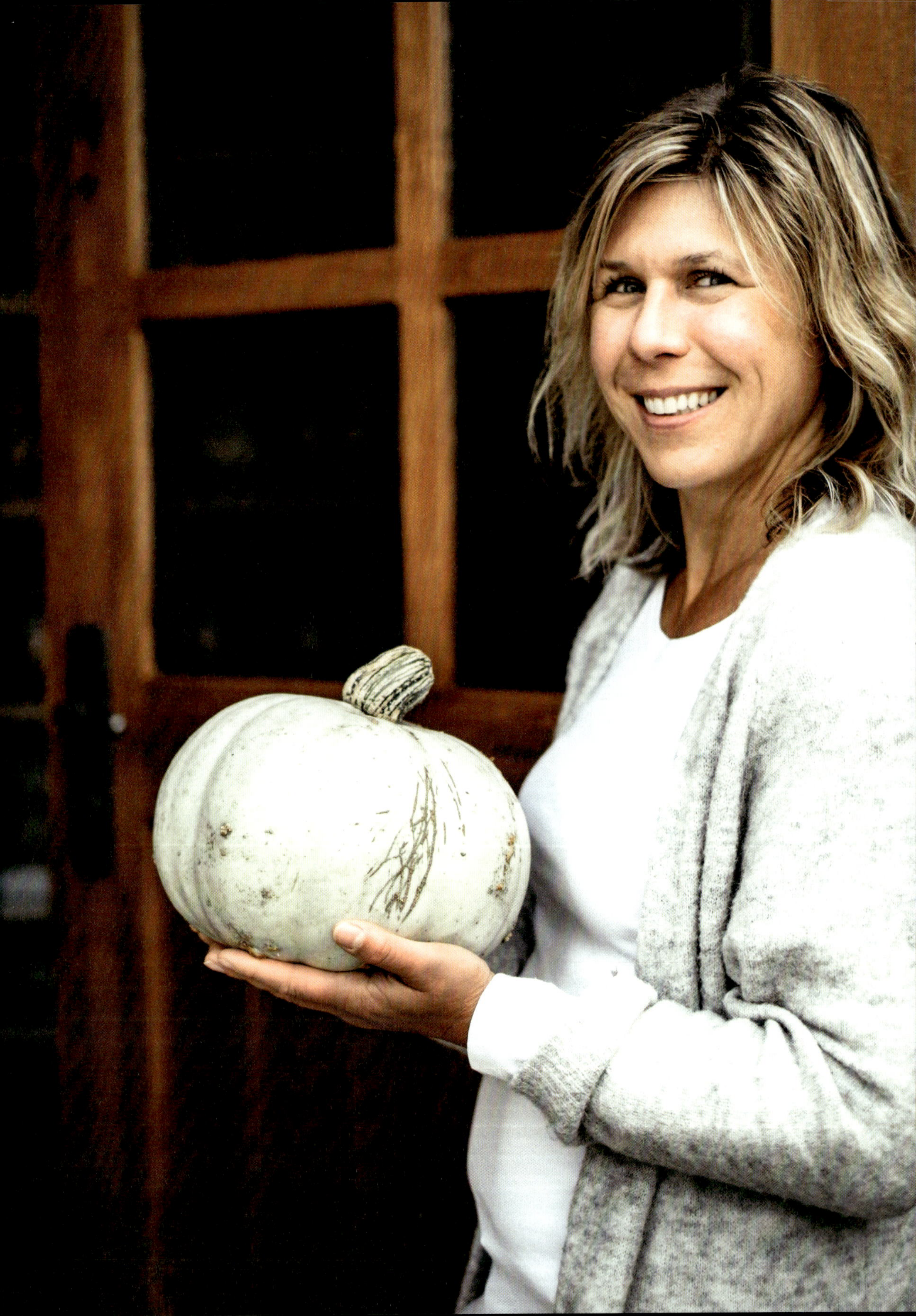

Kapitel 12:
Feel-Good-Rezepte

Kapitel 12: Feel-Good-Rezepte

Für mehr Lebensqualität in deinem Mamaalltag sorgt neben Bewegung und Entspannung auch eine ausgewogene und abwechslungsreiche Ernährung.

Ich bin kein Freund von Diäten oder von einseitigen Speiseplänen. Verbote frustrieren, machen weder Spaß noch helfen sie dabei, das eigene Wohlfühlgewicht zu finden. Ich glaube, dass auf Dauer nur eine alltagstaugliche und abwechslungsreiche Ernährung funktioniert.

12.1 Familientisch

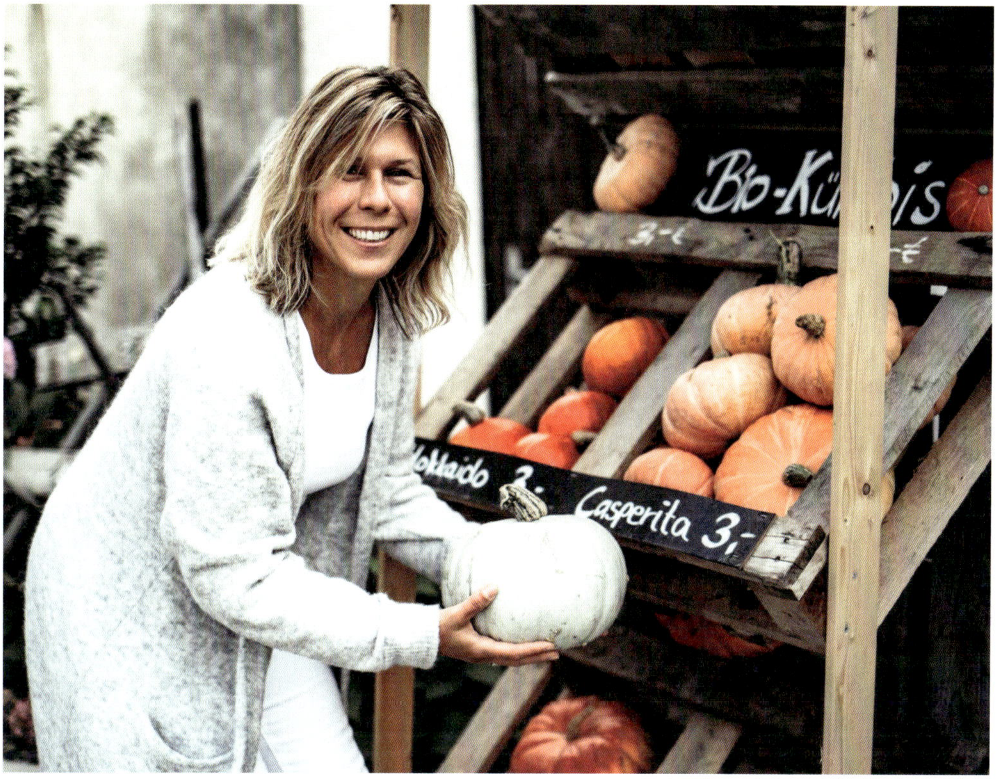

Ich möchte dir ein paar meiner Rezepte für neue Impulse in deiner Küche vorstellen.

Ich versuche, Zucker möglichst einzusparen, esse wenig Fleisch und verwende selten Fertigprodukte. Gemüse und Hülsenfrüchte stehen auf meinem täglichen Speiseplan. Ich achte darauf, saisonal zu kochen. Bei mir und meiner Familie stehen drei feste Mahlzeiten auf dem Tagesplan. Wir essen als Familie gemeinsam am Tisch. Ohne Fernsehen oder Handy.

Ein weiterer Tipp: Ich trinke täglich drei Liter Wasser. Ob das etwas Positives bewirkt, kann ich nicht wissenschaftlich belegen, aber es steigert mein persönliches Wohlbefinden. Das tun Chips und ein Glas Weißwein ab und an übrigens auch.

12.2 Das Frühstück - vielleicht die wichtigste Mahlzeit des Tages

Overnight Oats

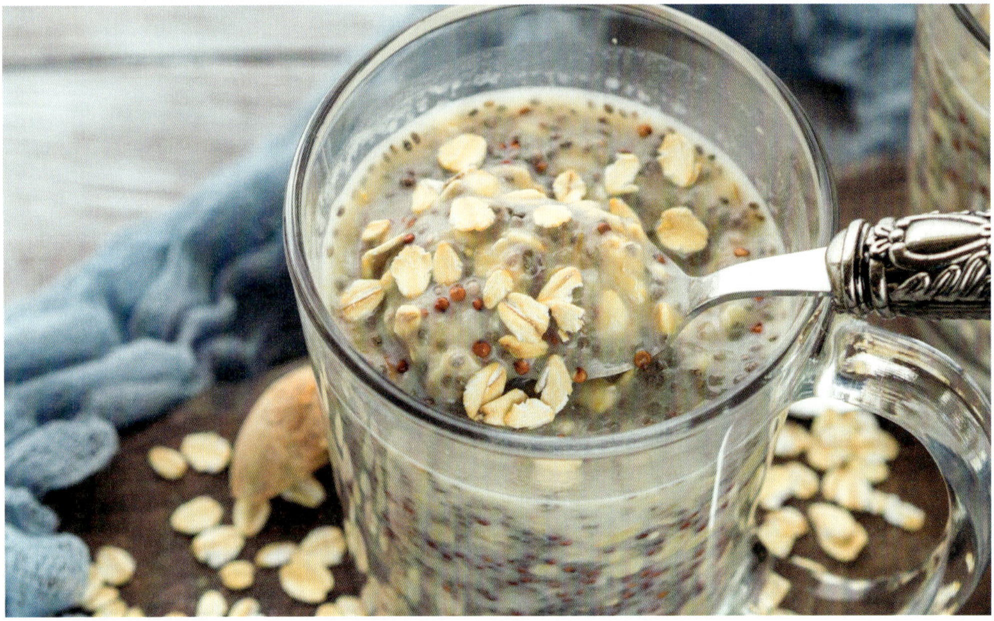

Zutaten:

4 EL feine Haferflocken	1 TL Rosinen
½ geraspelter Apfel	200 g Quark
1 EL gehackte Mandeln	100 ml Milch

Zubereitung:

Diese Zutaten in einer Schüssel vermengen und über Nacht im Kühlschrank durchziehen lassen.

Porridge

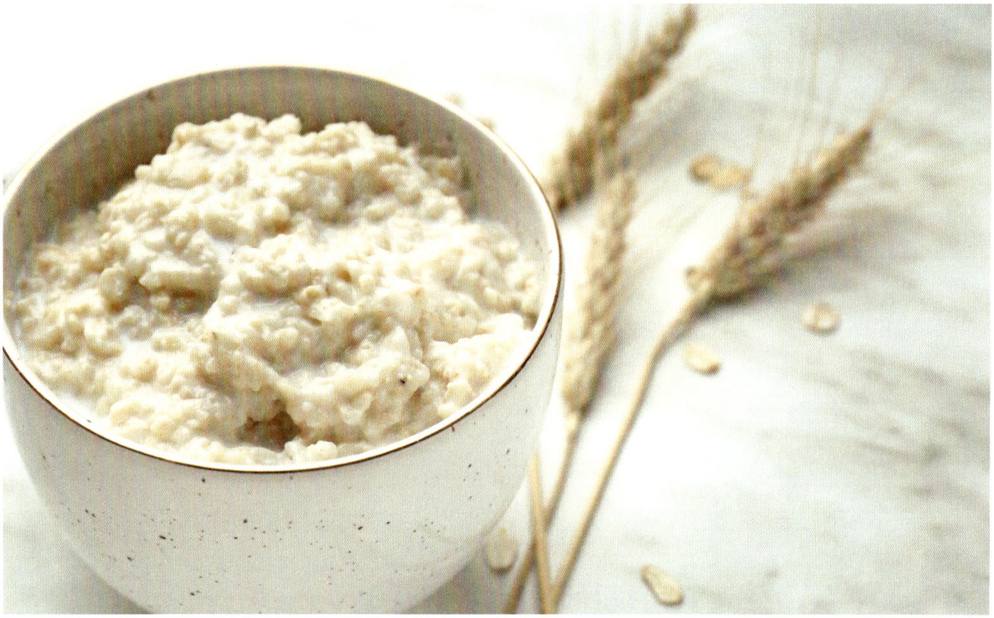

Den warmen Haferbrei liebe ich seit meiner Kindheit. Heute mag ich am liebsten die zuckerfreie Variante mit Vollmilch.

Zutaten:

- 5 El feine Haferflocken
- 150-200 ml Vollmilch (oder Mandel-/Sojadrink)
- 1 Prise Zimt
- Kokoschips
- Gehackte Mandeln

Zubereitung:

Die Zutaten in einer Schüssel vermengen und anrichten.

Tipp: Wenn du es süßer magst, koche ein paar Rosinen oder eine klein geschnittene getrocknete Aprikose mit. Lecker schmeckt das Porridge auch mit einer Handvoll Blaubeeren oder einer geraspelten Karotte.

Hirsebrei

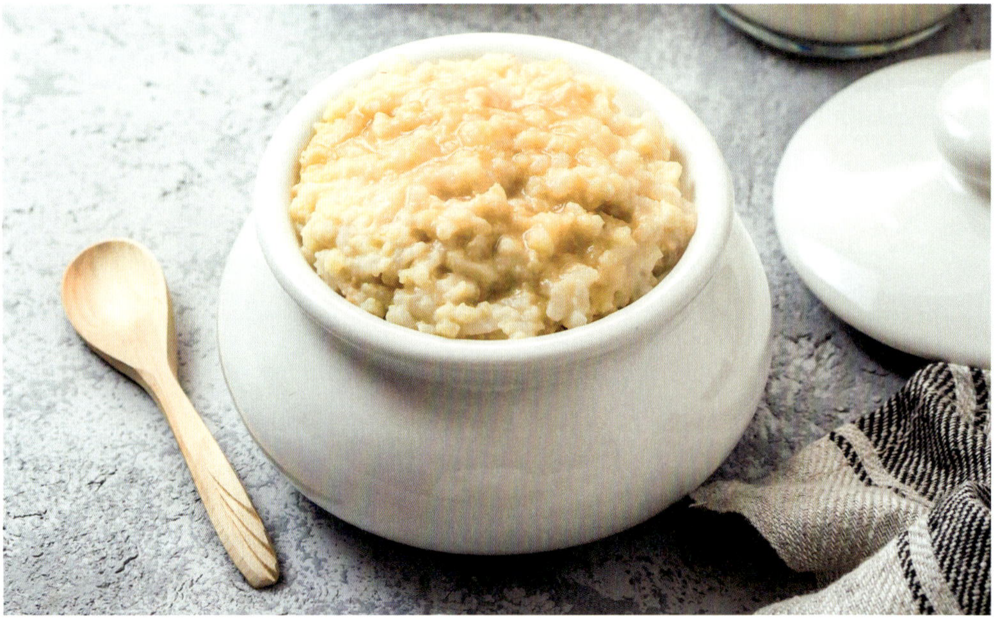

Zutaten:

200 g Hirse

Zubereitung:

Die Hirse mit Wasser abspülen und nach Anleitung in Wasser gar kochen.

Die gekochte Hirse stelle ich als Vorrat in den Kühlschrank und mache mir davon nach Bedarf einen warmen Hirsebrei mit Milch, Rosinen, Nüssen. Dazu erwärme ich die vorgegarte Hirse mit Milch (alternativ Soja- oder Mandeldrink) und mische ein paar Rosinen und Nüsse unter. Wenn du magst, kannst du eine Prise Zimt hinzufügen. Hierzu passen ein klein gewürfelter Apfel oder eine in kleine Stücke geschnittene Birne und Kokoschips obendrauf.

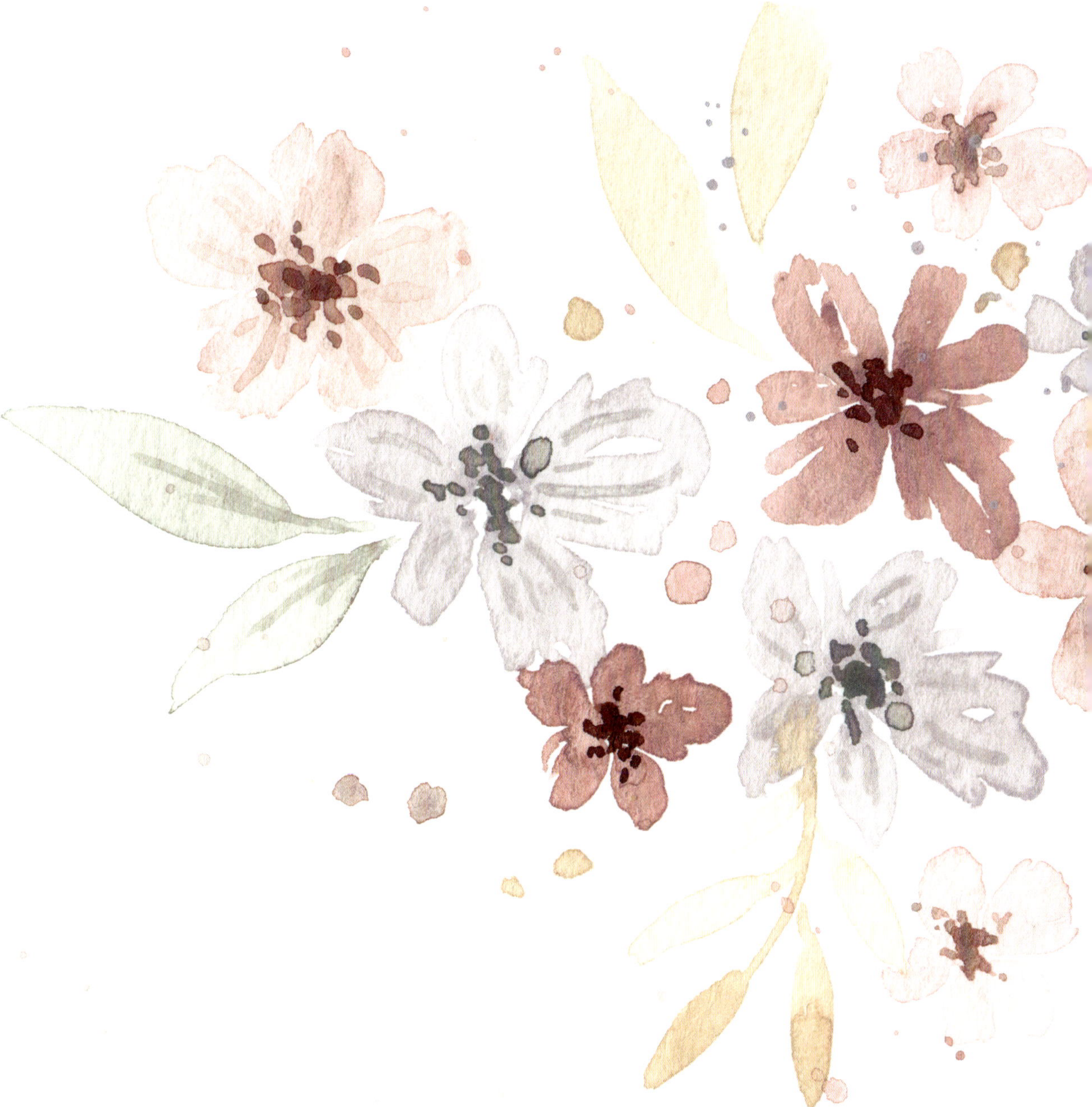

12.3 Mittagessen

Ich liebe es, vorzukochen und aus meinem warmen Mittagessen am Abend einen Salat zu machen.

Was ich immer als Vorrat im Kühlschrank stehen haben, sind gekochte Linsen (einerlei, ob rote, gelbe oder Tellerlinsen) und gekochte Kartoffeln. Weiße Bohnen und Kichererbsen habe ich als Konserven im Vorratskeller.

Buntes Ofengemüse

Hier sind deiner Fantasie keine Grenzen gesetzt. Gute Kombinationen sind z. B. die folgenden:

Zutaten:

Kartoffel, Karotten, rote Zwiebel / Auberginen, Zucchini, Cocktailtomaten, Kartoffeln /

Kürbis, Kartoffeln (oder Süßkartoffeln), Karotten

Zubereitung:

Lege ein Backblech mit Backpapier aus. Heize den Backofen auf 175° C (Umluft) vor.

Putze das Gemüse, schneide es in grobe Würfel und gib es in eine große Schüssel.

Gib 20 ml Olivenöl, 1 TL Salz und Kräuter (z. B. Oregano, Thymian, Kräuter der Provence – frisch oder getrocknet) in die Schüssel und vermenge das Gemüse mit Öl und Gemüse.

Verteile das Gemüse auf dem Blech. Backe das Ofengemüse ca. 30 - 45 Minuten (die Backzeit variiert je nach Ofen, mache daher am besten eine Garprobe – wenn das Gemüse innen weich ist, ist es fertig).

Zum Ofengemüse passen Kräuterquark und Reis.

Übrig gebliebenes Ofengemüse kannst du am Abend mit Hülsenfrüchten (Linsen, Kichererbsen, weißen Bohnen etc.) aus deinem Vorrat mit Essig und Öl vermengen und als Salat genießen.

Dazu passen auch super gewürfelte rohe Karotten und Stangensellerie.

Tipp:

Verwende anstatt Balsamico lieber Obst- oder Weißweinessig. Balsamico-Essig ist eine wahre Zuckerbombe. Für etwas Süße im Geschmack nehme ich einen Spritzer Reissirup.

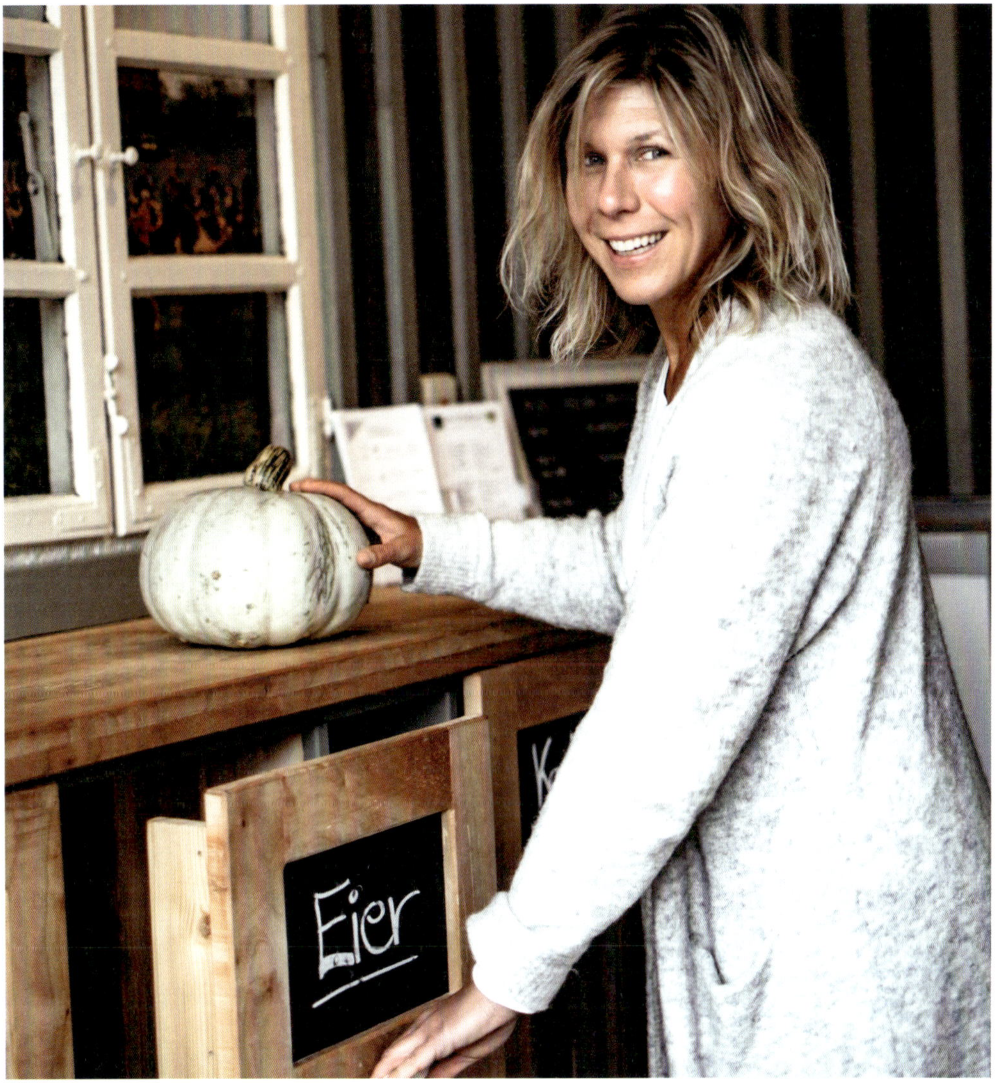

Kräuterquark

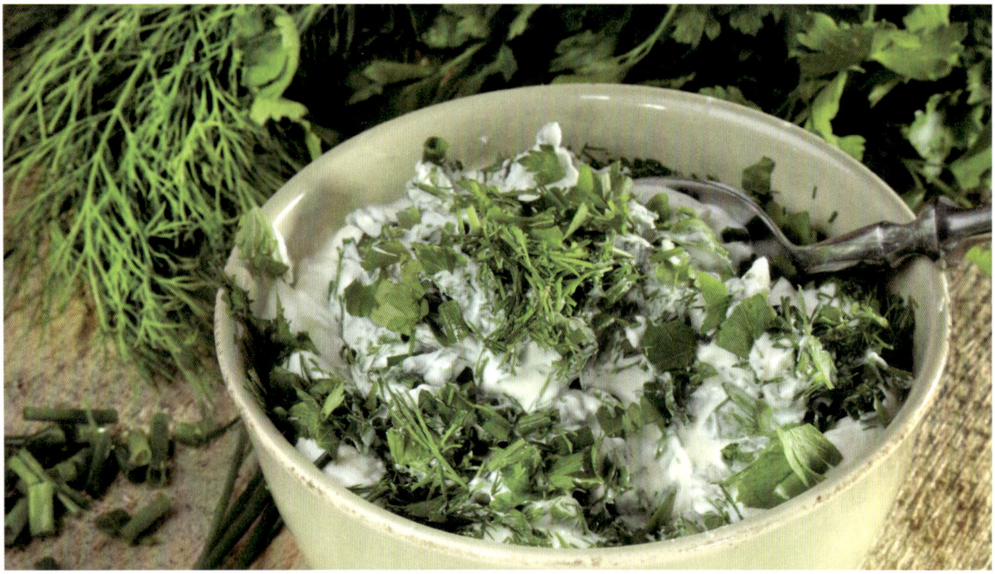

Zutaten:

150 g Quark (20 % oder 40 % Fett)

50 g Schmand oder griechischer Joghurt

Frische Kräuter (Petersilie, Thymian, Schnittlauch oder was ihr sonst im Garten zu Verfügung habt)

Zubereitung:

Die Kräuter mit der Schere klein schneiden und unter den Quark rühren. Mit Salz würzen.

Der Kräuterquark ist ein toller Begleiter zu Pellkartoffeln oder zu meinem Ofengemüse.

Variante:

Ich gebe immer noch etwas gewürfeltes Gemüse in den Quark. Radieschen, Frühlingszwiebeln, Karotten und Paprika passen super dazu.

Gemüsepfannkuchen

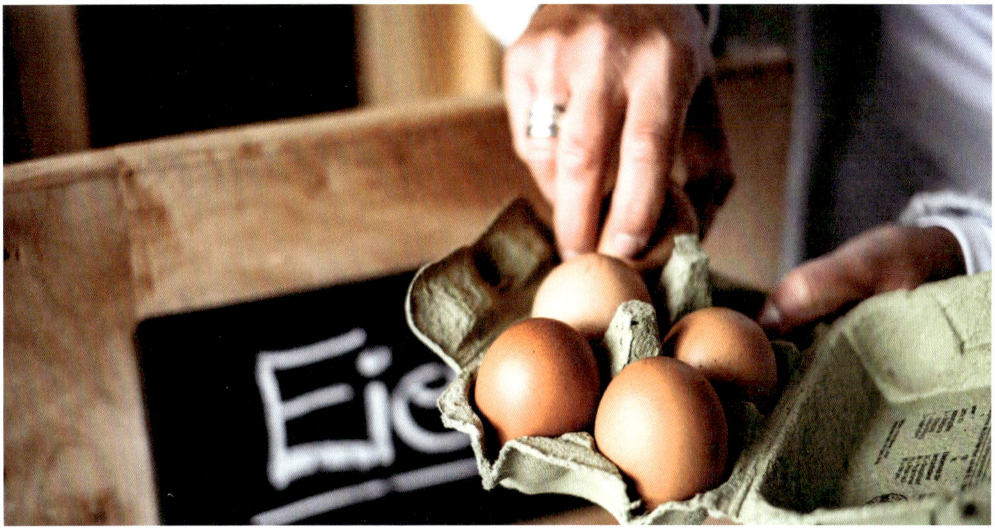

Zutaten:

- 200 g Weizenmehl
- 150 g Milch
- ½ TL Salz
- 3 Bioeier
- 1 Karotte
- 1 kleine Zucchini
- Butter zum Backen

Zubereitung:

Mehl, Eier, Milch und Salz zu einem Teig verrühren.

Die Karotte schälen, die Zucchini waschen und raspeln. Die geraspelte Karotte und Zucchini unter den Teig rühren. Wenn der Teig zu fest ist, noch etwas Milch hinzufügen.

Butter in einer Pfanne schmelzen lassen und je eine Portion Teig in der heißen Pfanne ausbacken.

Dazu passen Apfelmus oder etwas Puderzucker.

12.4 Abendessen

Suppe oder Salat gehen irgendwie immer und ergänzen am Abend die gesunde Brotzeit.

Wiedenbauers Hühnerbrühe

Diese Suppe ist mein absoluter Favorit für die ganze Familie. Sie wärmt von innen, schmeckt super und ist mein Tipp, um Erkältungen vorzubeugen.

Das Rezept hat mir Barbara Vogele vom Bioland Wiedenbauerhof liebenswerterweise zur Verfügung gestellt.

Zutaten:

Für 3-4 l Brühe benötigst du:

1 kg Bio-Suppenhuhn und ca. 2 kg Wurzelgemüse wie:

½ Sellerieknolle	½ Lauch	1 Petersilienwurzel
2 Karotten	1 Zwiebel	1 Pastinake

Außerdem brauchst du:

Einige Zweige Petersilie	1 EL Salz	2 Lorbeerblätter
1 Zweig Liebstöckel („Maggikraut")	1 EL Pfefferkörner	1 Stück Zitronenschale
	1 TL Senfkörner	

Tipp:

Zur leichteren Entfernung aus der Brühe alle Kräuter und Gewürze in ein Teesieb füllen und mitköcheln.

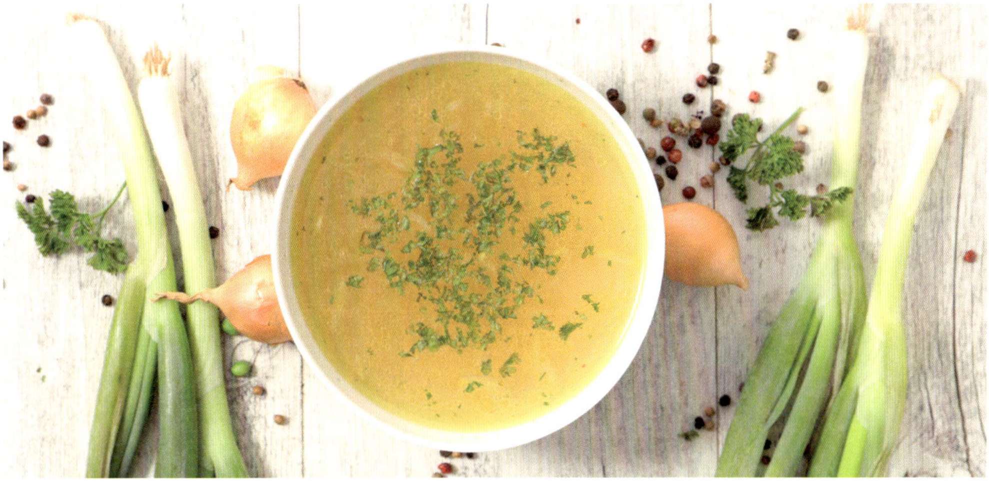

Zubereitung:

Spüle das Suppenhuhn mit Wasser ab und bette es in einen ausreichend großen Topf.

Das Wurzelwerk putzen, schälen und in beliebig große Stücke teilen.

Salz, alle Gewürze, Kräuter und die Zitronenschale in den Topf geben.

Alles mit reichlich (2-3 l) Wasser bedecken und langsam zum Kochen bringen.

Tipp:

Falls sich Schaum bilden sollte, diesen noch nicht abschöpfen, auch wenn das in vielen Rezepten so steht. Stattdessen die Hitze reduzieren, sodass das Wasser auf keinen Fall weiter sprudelt, sondern sich nur sachte bewegt. Der Schaum, der sich bildet, ist Eiweiß, das sich aus dem Fleisch und Gemüse löst. Das Eiweiß soll langsam auf den Topfboden absinken und dabei die Trübstoffe sammeln. So wird die Suppe klar und man spart sich später das „Klären".

Nimm das Suppenhuhn nach mindestens zwei Stunden Kochzeit aus dem Topf und gieße die Suppe durch ein Sieb.

Das Gemüse und das Fleisch des Suppenhuhns kannst du selbstverständlich noch verwerten. Entweder als Hühnerfrikassee oder klein gezupft als Einlage bzw. Beilage in oder zur Suppe.

> **Tipp:**
>
> Das mitgekochte Gemüse kann man zwar mitessen, es hat durch die lange Kochzeit aber sämtliche Inhaltsstoffe an die Suppe abgegeben. Wenn du es lieber knackig möchtest, lege vor dem Kochen vom Gemüse eine kleine Portion beiseite und hänge es in ganz kleine Streifen geschnitten zum Garen in den letzten fünf Minuten in einem Sieb in die Suppe.

> **Tipp von Barbara:**
>
> Eine ordentliche Hühnerbrühe schmeckt nicht nur hervorragend, sondern ist auch wahre Medizin. Allerdings vollbringt Hühnerbrühe aus Suppenwürfeln, Pasten oder einem sonstigen Fertigprodukt solche Wunder nicht. Denn nur, wenn man das Fleisch und die Knochen sehr langsam auskocht, werden Cystein und Zink ausgelöst, die Entzündungen hemmen und die Schleimhäute abschwellen lassen sollen.
>
> Deshalb kauft man dafür am besten ein Bio-Suppenhuhn, das Auslauf im Grünen hatte. Denn diese Hühner haben feste Knochen, die kräftigen Geschmack liefern. Ihr Fleisch ist nicht mehr zart, aber kernig.

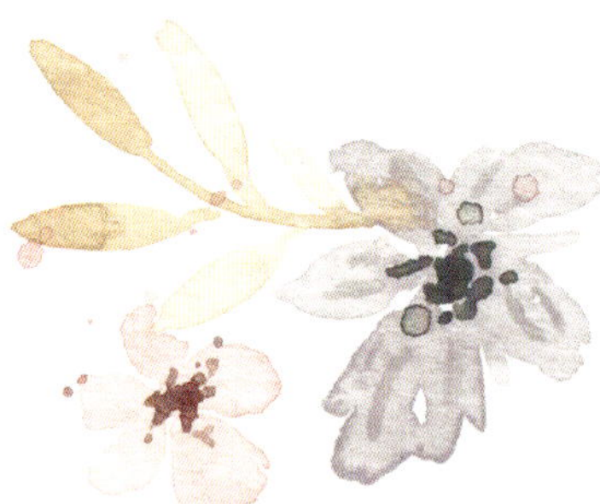

Schlusswort

Wenn du am Abend erschöpft, aber glücklich ins Bett fällst, hast du alles richtig gemacht.

Anhang

Anhang

1 Danksagung

Am meisten möchte ich meiner Familie danken. Ohne ihren Zuspruch und Unterstützung wäre all das nicht möglich. Ich umarme euch.

Zudem möchte ich Danke an alle meine Herzensmenschen sagen, die meinen Weg begleiten und mich jeden Tag bestärken, dass ich einfach loslegen soll.

Danke auch an alle Mamas und ihre Kinder, die mich beim Fotoshooting in Ziemetshausen unterstützt haben.

Beim Fotoshooting bei Togu am Chiemsee haben mich (von rechts) Jenny und Flynn, Katrin, Antje sowie Dani mit Magdalena unterstützt. Merci, ihr Lieben, für diesen unvergesslichen Tag.

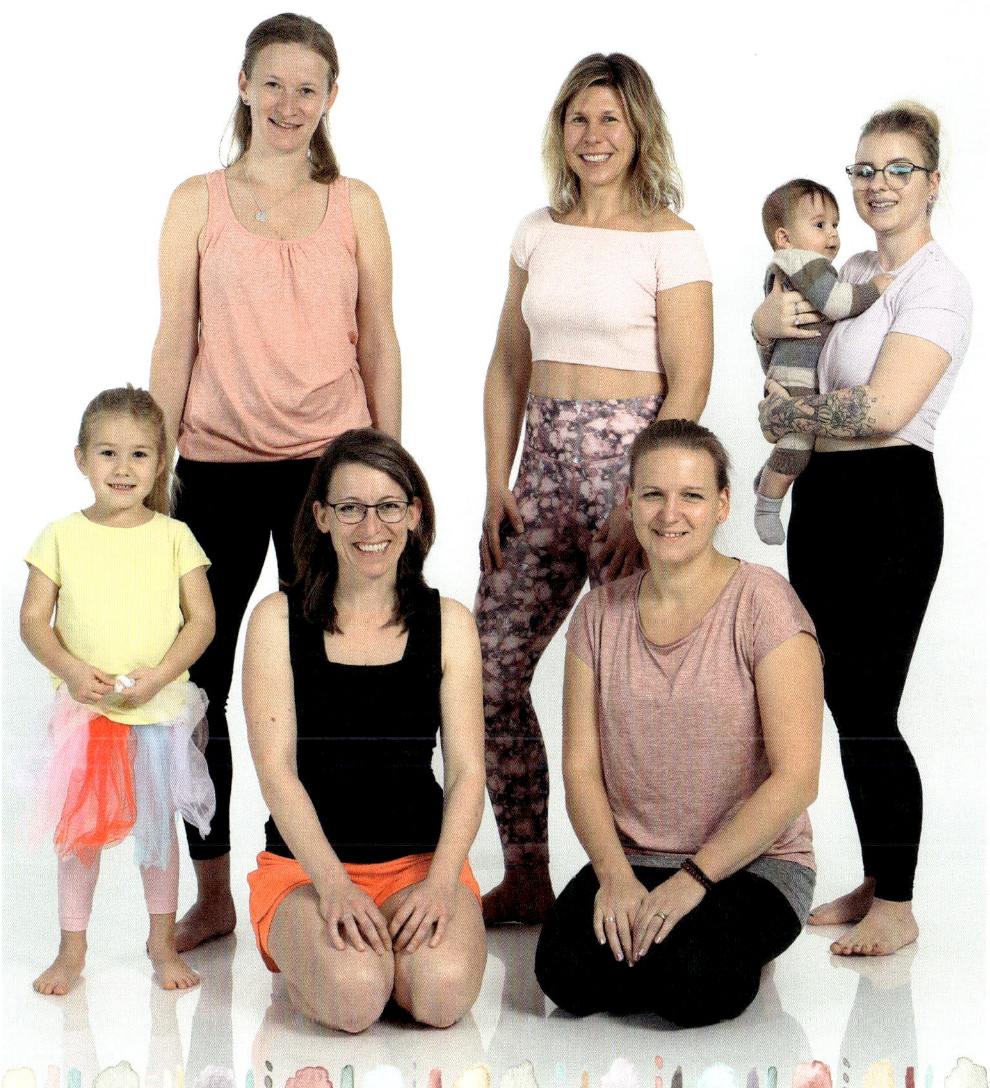

2 Vita

Ich bin Canan, Mama von zwei Buben und lebe mit meiner Familie in Ziemetshausen/Bayern.

Ich habe meine Ausbildung als Fitnesstrainerin beim Bayerischen Landessportverband 2012 absolviert und 2020 meine Weiterbildung bei der Gesellschaft für Geburtsvorbereitung als GfG-Familienbegleiterin® abgeschlossen. Ich habe die Zusatzqualifikationen GfG-Rückbildung-Neufindung®, Fabel®-Kursleitung und GfG-Babymassage.

Ich bin Gründerin des Trainingskonzepts Mamafreude Fitness® und Inhaberin der Praxis MAMAFREUDE Hebammen und Familienbegleitung. Ich begleite, gemeinsam mit Hebamme Marietta und Kinderkrankenschwester Irmgard, Frauen und Familien von Anfang an im geburtenstärksten Landkreis in Bayern.

3 Literaturverzeichnis

Nagl, C. (2020). *Fabelhafte Babyzeit. Affirmationskarten.* Ziemetshausen, Bayern, Deutschland: Canan Nagl & Lisa Bavosa GbR, Selbstverlag FABELhaft.

Nagl, C. (2020). *Mama sein. Affirmationskarten.* Ziemetshausen, Bayern, Deutschland: Canan Nagl & Lisa Bavosa GbR, Selbstverlag FABELhaft.

Vogel, S. B.-B. (o. J.). *Familienbegleitung von Anfang an.* GfG-Bundesgeschäftsstelle.

Vogel, T. (1999). *Die ganzheitliche Rückbildungsgymnastik.* Walter.

4 Übungsregister

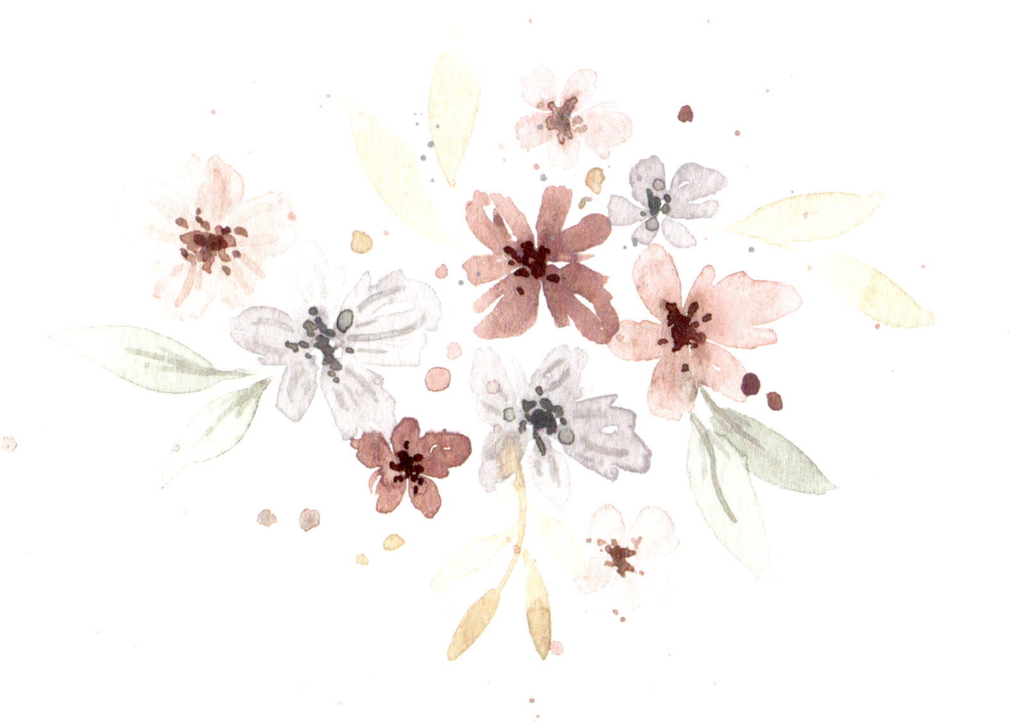

5 Bildnachweis

Coverfoto: Anja Cross, Crossmind Fotografie

Cover und Umschlaggestaltung: Sannah Inderelst

Layout und Satz: Sannah Inderelst

Watercolor: Anja Keller, Letterleuchten

Schmuckfotos: Anja Cross, Crossmind Fotografie

Sportfotos: Togu

Rezeptbilder Adobe Stock®: S. 178, S. 179, S. 180, S. 184, S. 187

Rezeptbild Anja Cross, Crossmind Fotografie: S. 185

Lektorat: Dr. Irmgard Jaeger